综合集成医学
儿童孤独症
健康管理理论与实践

主　编　于晓彤

副主编　曲永春　陈绍建

编　者（按姓氏拼音排序）

　　陈绍建　李　棣　林栋梁　马婵娟　牛　璐

　　曲永春　孙　千　王晓蒙　夏洪波　许　忻

　　于婷婷　于晓彤　战　龙　张　涛　张秀婷

中国教育出版传媒集团

高等教育出版社·北京

内容简介

　　本书通过介绍儿童孤独症综合集成医学健康管理案例，阐述儿童孤独症的症状改善路径，进而引申出儿童孤独症健康管理的新理论、新方法、新技术、新实践。本书内容强调儿童孤独症经络重构后的自愈指导原则，并配套多种数字资源，对儿童孤独症病例进行跟踪报道，展示了儿童孤独症家属对患儿完整的健康管理日记，告诉大众儿童孤独症是可防、可治的，给孤独症儿童提供有效的改善核心症状的方法。

　　本书可供儿科学专业学生、孤独症理论研究者、孤独症健康管理者，以及孤独症儿童家长阅读。

图书在版编目（CIP）数据

　　综合集成医学儿童孤独症健康管理理论与实践 / 于晓彤主编 . -- 北京：高等教育出版社，2023.11
　　ISBN 978-7-04-060321-7

　　Ⅰ. ①综… Ⅱ. ①于… Ⅲ. ①小儿疾病－孤独症－康复训练 Ⅳ. ① R749.940.9

　　中国国家版本馆 CIP 数据核字（2023）第 197172 号

Zonghe Jicheng Yixue Ertong Guduzheng Jiankang Guanli Lilun yu Shijian

| 策划编辑 | 吴雪梅　尹 璐 | 责任编辑 尹 璐 | 封面设计 裴一丹 | 责任印制 赵义民 |

出版发行	高等教育出版社	网　　址	http://www.hep.edu.cn
社　　址	北京市西城区德外大街4号		http://www.hep.com.cn
邮政编码	100120	网上订购	http://www.hepmall.com.cn
印　　刷	北京盛通印刷股份有限公司		http://www.hepmall.com
开　　本	787mm×1092mm　1/16		http://www.hepmall.cn
印　　张	16.75		
字　　数	220 千字	版　　次	2023年 11 月第 1 版
购书热线	010-58581118	印　　次	2023年 11 月第 1 次印刷
咨询电话	400-810-0598	定　　价	116.00元

本书如有缺页、倒页、脱页等质量问题，请到所购图书销售部门联系调换
版权所有　侵权必究
物 料 号　60321-00

新形态教材·数字课程（基础版）

综合集成医学儿童孤独症健康管理理论与实践

主编　于晓彤

登录方法：

1. 电脑访问 http://abooks.hep.com.cn/60321，或微信扫描下方二维码，打开新形态教材小程序。
2. 注册并登录，进入"个人中心"。
3. 刮开封底数字课程账号涂层，手动输入 20 位密码或通过小程序扫描二维码，完成防伪码绑定。
4. 绑定成功后，即可开始本数字课程的学习。

绑定后一年为数字课程使用有效期。如有使用问题，请点击页面下方的"答疑"按钮。

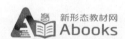

新形态教材网 Abooks

关于我们 | 联系我们　　　登录/注册

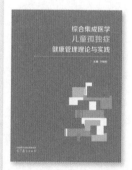

综合集成医学儿童孤独症健康管理理论与实践

于晓彤

开始学习　　收藏

综合集成医学儿童孤独症健康管理理论与实践数字课程与纸质内容一体化设计，紧密配合。数字课程资源包括图片、视频、案例分享等，丰富了知识的呈现形式，在提升学习效果的同时，为读者提供思维与探索的空间。

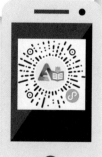

http://abooks.hep.com.cn/60321

序一

我于 2012 年接触到于晓彤教授带领下的综合集成医学科研团队，了解到该团队从 2003 年就开始进行中医思想指导下的中医现代化理论与实践的研究工作，并于 2017 年开始专项研究儿童孤独症经络诊疗的理论与临床。

于晓彤团队从疑难杂症研究与临床入手，在钱学森系统论的指导下，将中医的整体论与西医的还原论辩证统一，运用综合集成的方法，在万余例各类疑难杂症的诊疗实践中，取得了显著有效的诊疗效果，达到了从人体系统上自愈、康复与保健的目的。

科技部、国际欧亚科学院中国科学中心从 2013 年至今组织了四次论证，科技部原部长朱丽兰，科技部原副部长、中国科学院院士程津培，国家外国专家局原局长、国际欧亚科学院院士马俊如，国家知识产权局原局长田力普，国际欧亚科学院院士孔德涌和系统科学家于景元都参加了会议，大家积极支持并关注综合集成医学的发展，认为综合集成医学是中医现代化的战略创新、理论创新、方法创新、技术创新。

综合集成医学儿童孤独症经络重构疗法大批量治疗儿童孤独症的实践证明，综合集成医学是孤独症儿童的福音。

国际欧亚科学院中国科学中心常务副主席

科技部原党组成员

科技日报社原社长

2023 年立春于北京

序二

　　我认识综合集成医学于晓彤团队已 5 年有余，我参加过他们救治孤独症儿童的"中国儿童孤独症公益万里行"的部分活动，见证了他们创新疗法的良好效果，看到他们几年来为数百位孩子驱除了病魔，也使这数百个家庭重现欢笑。

　　每每到综合集成医学研究院现代中医健康调理中心总是能见到于晓彤团队在紧张地忙碌着，或是与各方面的专家共同研讨，或是向患儿家长细心、耐心地说明病情和治疗方案。他们对事业的执著、百折不挠的钻研精神，以及极强的专业能力都是我非常赞许的。

　　他们广泛联系了系统论、控制论方面的专家，与医学特别是中医学专家一起进行研讨、实践。他们运用系统论、控制论原理，将人体视为一个开放复杂的巨系统，以人体系统论为理论指导，采用非对抗疗法，用压力波作用于人体经络，对人体功能状态进行有效干预，在治疗儿童孤独症、阿尔茨海默病、多发慢性疾病等方面取得了突出的诊疗效果，具有创新性和独特发展前景。他们将系统论、控制论和中医理论相结合，促进中医现代化的发展。

现在他们把多年的创新实践加以总结，把在儿童孤独症治疗方面的成功案例进行梳理，十分必要，很有价值。这符合健康中国建设的国家战略，也将促进中医药传承和创新发展。

至此著作即将付梓之际，序以为贺，并乐见作者团队的理论研究不断完善，健康诊疗实践造福更多民众。

教育部原副部长

周远清

2023 年春于北京

　　自人类历史形成之时起，人们就从未停止过对客观世界的探索。一部分文明演变为农耕文明，人们观察自然、适应自然，走上了天人合一之路。近取诸身，远取诸物，通过主观观察判断，在生活实践中去检验、判断方法的准确性。一部分文明演变为游牧文明，人们观察自然、改造自然，利用分析推理求证，通过客观试验去还原假设，这是物竞天择环境下人们对客观世界的认知方法。

　　人类在与疾病博弈的过程中也走了不同的道路，不同文明下的人采用了不同的方法论。农耕文明下的人依据四季交替形成了整体论的思维方式，游牧文明下的人因不确定性的生活生产方式，形成了原始的还原论的思维方式。整体性的认知在生产生活实践中去验证，还原性的认知在试验和检测中去检验。整体论的观点侧重功能而不知其所以然，还原论的观点侧重结构，知其所以然，而不顾及各部分的协同和功能。系统论的出现使整体论和还原论达到了辩证统一，系统论更多地侧重物质、功能和环境三者之间的相互关系。同时生物的复杂性和多样性进一步显示万物互联，在物质、能量和信息之间互为其根。人类健康的生理和心理也不离其中。

　　从系统科学的观点来看，西医所说的生理是宏观可见的物质流、能量流的交互，是属于简单巨系统层次，可以运用还原论逻辑思维方法来认识与解决问题，却忽视了更为重要的微观不可见的信息流。心理属于不可见的物质流、能量流、信息流，是属于复杂巨系统层次的。综合集成医学将人体分为复杂巨系统、复杂系统、简单巨系统、简单系统等不同层次，而将西医的研究成果与中医的研究成果相结合的前提条件是将二者在方法论上统一。钱学森先生的开放复杂巨系统理论与综合集成方法理论恰好统一了西医的还原论与中医的整体论。综合集成医学将人体的生理与心理辩证统一，将人体与周围环境辩证统一，将微观与宏观辩证统一，将定性分析与定量分析辩证统一。

在儿童孤独症治疗领域，研究人员多从行为观察入手，找不到问题的症结，没有有效的治疗方法及手段，致使多年来大部分学者和专家将重点放在早期行为干预上，以期获得心理行为的康复。通过将整体的功能分解，逐一训练，最终让患者获得成年后临机应变的生活能力，获得机械性康复。但是，人是一个开放复杂巨系统，机械的行为强化带来的结果往往与最初的还原思想大相径庭，原因在于机械的部分组合永远不能是有灵魂的整体。

综合集成医学经过 6 年的研究，结果表明，儿童孤独症可以从结构与环境入手分析并解决。结构是指患儿最初的生理及心理，可以追溯到受精卵形成时期，父母身体的基础状况决定胎儿的结构。孤独症患儿父母的身体多处于慢性疲劳综合征状态或亚健康状态，受精卵着床后母亲存在宫寒等隐性问题，使受精卵在分化过程中发生经络交互障碍，气血流通异常，母亲出现各种先兆流产症状，为保胎母亲又摄入大量药物，干扰母子经络系统的正常运行。在这种条件下发育形成的胎儿，就容易出现气血不足、脏腑失衡的现象。

婴儿出生之后需要接种各种疫苗，对于正常发育的婴儿来讲，疫苗可以提升机体抗病能力，以适应新的外界环境。但对于先天不足、气血双亏、脏腑失衡的婴儿来说，疫苗有引发广泛性发育障碍的风险。但婴幼儿早期只有基础的吃、喝、排、睡的功能表现，无法评判。

随着婴儿的生长发育，发育迟缓或迟滞的现象慢慢表现出来，父母从四处检查到慢慢接受，接下来则是随波逐流地对孩子进行早期教育、康复训练，希望能通过外部教育、训练方式提升孩子的各种能力，但此时患儿的生理及心理均不足以支撑其理解康复训练的各种指令，因此无法达到训练的目的，家长及康复师只能加大强度与力度反复训练，使患儿形成机械的应对模式，于是无法表达的孩子渐渐出现歇斯底里、狂躁等症状。起初，这些症状是一过性的，随后，患儿出现症状的频率越来越高，发作的程度越来越重，同时各种生理疾病也随之产生，如严重的食物过敏、皮疹、便秘等，这些问题杂合导致了孤独症的核心症状。

综合集成医学在确定儿童孤独症病因的同时，首创了经络重构疗法，对患儿的经络交互系统进行重建，逐渐启动患儿冰封的发育进程，并长期对儿童发育进行跟踪指导，目前已经取得了一定的成绩。为了让这一安全有效的治疗方式帮助更多的孤独症家庭及孤独症患儿，特写此书。

这里要鸣谢在本书出版之前给予项目研究大力支持及肯定的国际欧亚科学院中国科学中心，感谢中国妇幼健康研究会对"现代中医经络重构治疗儿童孤独症公益救助研究项目"的批复，感谢中国宋庆龄基金会、北京华远达公益基金会、"中国儿童孤独症公益万里行"等爱心机构的积极参与及支持，感谢积极参与项目研究的勇敢的孤独症家庭。书中所有案例均真实有效，若有不当之处，望读者不吝赐教。

于晓彤

2023 年 6 月

目录

第一章

孤独症的创新理论和疗法

一、综合集成医学概论

综合集成医学孤独症经络重构疗法与健康管理是以综合集成医学体系为指导的一项治疗与管理实践。

综合集成医学是在钱学森复杂巨系统与系统论基础上，以《黄帝内经》为理论核心，结合现代西医量化诊断数据，探讨人体系统功能失调或发生障碍所致健康问题及解决路径，并通过应用综合集成经络诊调设备对经络系统进行有效干预，达到人体经络重构、经络康复、经络保健的目的，实现人体健康目标的新兴学科。

综合集成医学理论基于人体是一个开放的复杂巨系统，该系统由系统结构、系统环境和系统功能三部分组成。系统结构是指系统内部，系统环境是指系统外部。系统最重要的特点是系统整体具有其组成部分所没有的性质，这就是系统的整体性。系统整体性的外在表现就是系统功能，其内在机制就是经络系统。对于系统，我们应注重整体性，且系统整体性不是其组成部分性质的简单"拼盘"，而是各组成部分相互融合呈现出的性质。

综合集成是人体生理与心理的集成，人与环境的集成，宏观与微观的集成，主观认识与客观认识的集成。综合集成医学将人体分为复杂巨系统、复杂系统、简单巨系统和简单系统，并在此基础上以辩证的观点来认识和看待人体健康与疾病。

综合集成医学理论认为，要维持人体健康状态和解决人体健康问题，必须超越现有医学研究对人体认知的局限性。西医以客观认识为基础，强调定量分析，忽视了人的整体性。中医以主观经验认知为基础，强调整体性和功能状态，缺少对局部的定量分析。综合集成医学是将中医认知与西医认知综合集成，从系统的层面以创造性思维（逻辑思维与形象思维的辩证统一）方式对维持人体的物质流、能量流、信息流涌现的经络系统进行综合集成分析，进而找到可能导致人体系统功能失调与障碍的主要原因。

维持健康是人体最基本的能力，这种能力的核心表现是人体的自组织、自调整、自适应和自修复。其中，自组织是人体系统演化，是从宏观与微观层面维持和调节经络系统功能，对维持人体系统健康运行起决定性作用。自调整是在人体系统内外环境恶化时，人体自动调整经络系统以适应恶化的内外环境，达到人体系统的动态平衡。自适应是人体在系统内外环境发生变化导致经络系统功能失调时，触发人体的自调整功能，使其适应变化的内外环境的过程。自修复是人体在健康出现问题，经络系统功能失调时，触发系统的修复功能，达到人体系统的动态平衡，是人体对病态生理与异常心理自我修复的外在表现，也就是人们通常所称的自愈。

人体维持自身健康的内在潜力远超现代医学研究成果对人体的认知。当人体的自组织、自调整、自适应和自修复能力不能满足维持系统运行的最低需求时，系统就会失衡进而引发障碍，人体就可能进入亚健康或亚疾病状态，更严重者可进入病态，表现出不同的生理症状及异常的心理行为。当人体的自我能量不足以维持系统的正常运行时，自组织就会出现失衡或障碍，就必须借助经络保健、康复、重构疗法进行干预，疏通人体经络系统，重启失衡或出现障碍的自调整、自适应、自修复功能，重建人体系统的动态平衡，进而实现人体的健康态。

经络学说是祖国医学基础理论的核心之一，源于古代，服务当今。经络是人体的重要组成部分，是遍布机体的信息网络系统，是信息流的载体，并能按照生物钟规律自主运行于人体复杂巨系统、复杂系统、简单巨系统、简单系统中，调节各系统的物质流与能量流，对维持、调节人体系统健康运行具有至关重要的作用。所以经络是干预人体系统运行的重要信息通道。对失衡的经络采用经络保健疗法，能有效阻止经络发展到障碍状态，使失衡的经络系统恢复健康态。对紊乱的经络系统，应及时采用经络康复疗法，使之恢复健康态。对处于障碍的经络系统，应及时采用经络重构疗法，实现人体新的动态平衡，阻止系统障碍进一步恶化。

综合集成医学的理论探索与实践证明，通过对人体经络系统的特定性干预，能有效调理、改善人体系统功能与运行状态，是解决人体多种健康问题的重要途径。选择以人体经络系统为干预路径，通过对人体经络系统的保健、康复与重构等方法，能够有效恢复和维持人体物质流、能量流的相对平衡与动态稳定，进而达到解除病因、实现人体健康态的目的。

二、孤独症的创新治疗方法

孤独症一直被定义为儿童精神类疾病，从 1943 年首次命名开始就被确定为精神层面的障碍。由于精神障碍类疾病的病因探索通常会聚焦在大脑层面，因此几十年来，全世界孤独症领域的专家、学者都致力于从大脑中寻找孤独症的特异性病变，但一直没能找到，这让孤独症变成了世界难题。与传统、主流的以应用性行为分析法（applied behavior analysis，ABA）为基础的行为干预方式［其他干预方式包括扩大与替代沟通、结构化教育（TEACCH）、人际关系发展干预疗法（RDI）等］不同，综合集成医学研究认为，孤独症儿童的异常表现与病因之间不是简单的因果关系，而是复杂的多因一果或多因多果关系（即产生病变的原因并不局限于大脑）。儿童孤独症的产生是由于患儿多层次系统的物质流、能量流、信息流涌现的经络系统发生障碍，引发多层次系统的自组织、自适应、自调整、自修复功能失衡，外在表现为患儿广泛性发育障碍与异常行为，其内在病机是人体信息网络系统（人体经络系统）崩溃，信息流障碍，引发多层次系统物质流与能量流运行紊乱，其外在表现为患儿自身生理与心理多种复杂性慢性病变杂合（表1–1）。

综合集成医学研究发现，孤独症儿童的生理症状与其心理行为间存在密切的联系，具有"伴生伴存"的特征。这种现象提示我们，改善孤独症儿童的行为异常，不能只针对异常行为本身，而是要找到可能与之相关的生理性因素。只有同时解决心理性问题与生理性问题，才能从根本上改善孤独症儿童心理异常行为。

儿童孤独症综合集成经络重构疗法是在综合集成医学框架内，运用综合集成儿童孤独症经络诊调系统，基于患儿具有自组织、自适应、自调整、自修复基本属性的基础上，从患儿经络系统障碍入手，重构患儿的经络系统，激活患儿多次层系统的自组织、自调整、自适应、自修复功能，恢复患儿各层次系统的物质流、能量流的正常交

表 1–1　**孤独症疗法比较**

项目	ABA 疗法	经络重构疗法
基础理论	强化理论（还原论）	综合集成医学理论（系统论）
治疗方法	对抗性强化	非对抗性重构
技术	应用行为干预训练	集束压力波经络重构技术
疗效 （针对 3～9 岁）	核心症状改善不确定 个体差异大	消除或显著改善核心症状 个体差异小
疗法特点	耗时长 有效训练需要 25～40 h/ 周	耗时短 整个疗程 10 天（8 次），共计 8～10 h
家长参与	对家长要求高 需要在日常生活中对原理和方法熟练	对家长要求低 以关注、陪伴、不强制干预为主
疗效及费用	疗效不确定且费用高昂	疗效确定且费用合理

互，保障患儿正常发育的基本条件；并对经络重构后的患儿家长（系统环境）提供患儿发育过程中一系列健康问题的咨询服务，指导家长正确对待孩子在发育过程中生理与心理的异常表现，最大程度地支持患儿的恢复，减少影响患儿身心发育的他组织治疗。综合集成医学研究证明，综合集成经络重构疗法与健康管理相结合的"医教结合"即儿童孤独症综合集成疗法，是目前针对儿童孤独症最优的治疗方法，疗效突出。儿童孤独症健康管理的核心是对患儿家长的管理，保证家长正确辅导患儿形成正常的生活行为并提升自主生活能力，巩固扩大综合集成经络重构的成果。综合集成医学不主张对综合集成经络重构后的患儿进行强制性的 ABA 干预，大力倡导重构后在休养的基础上进行个性化教育，特别提倡实施以家庭亲情关系为基础、结合社会活动的松散式持续教育。

为便于全程管理接受经络重构治疗的孤独症儿童，洽圩（北京）综合医学研究院根据综合集成医学健康理念和儿童孤独症科研实践工作的需要，设计了 Meta-synthesis（综合集成）儿童孤独症健康管理表。该表能收集到孤独症儿童在 14 个方面 95 个症状行为和程度的信息。与其他孤独症儿童测评表不同，该表增加了 9 个方面共计 53 个小项的生理症状异常情况统计。该表用于孤独症儿童康复期间的全过程管理，由儿童家长或监护人负责填写，由项目专家团队负责分析和保管（表 1-2）。

儿童孤独症经络重构疗法的形成是基于综合集成医学指导的。综合集成医学诊疗方法针对近千名儿童与万余名其他各年龄段患者成功进行了多种疑难杂病的经络诊调实践和分析，找出了儿童孤独症目前解决方案的不足之处，利用 Meta-synthesis 儿童孤独症健康管理表，对孤独症儿童进行综合集成健康分析，制订个性化的经络重构方案，实施标准化的经络重构治疗，制订个性化的健康管理方案，实施标准

表1-2 Meta-synthesis 儿童孤独症健康管理表

编号：

孩子姓名：_____ 性别：男□ 女□ 出生日期：___年__月__日 年龄：__岁__月

首次诊疗日期：___年__月__日 本次填表为：首诊□ 3个月□ 6个月□ 9个月□ 12个月□

		具体症状行为	判定选择 （请在选中的方框内划"√"）
生理症状	饮食习惯	三餐不规律，不正经吃饭	无□ 轻□ 中□ 重□
		进食贪多或偏少	无□ 轻□ 中□ 重□
		正餐不喜欢吃主食	无□ 轻□ 中□ 重□
		正餐喜欢吃水泡饭	无□ 轻□ 中□ 重□
		不喜欢青菜等绿叶菜	无□ 轻□ 中□ 重□
		偏爱吃零食	无□ 轻□ 中□ 重□
		偏爱吃某一种肉类，如牛肉、羊肉、猪肉、鸡肉、鱼肉等	无□ 轻□ 中□ 重□
		偏爱吃蛋类	无□ 轻□ 中□ 重□
		偏爱口味重的食物，如油炸、烧烤、过辣、过咸食物等	无□ 轻□ 中□ 重□
		偏爱牛乳或乳制品	无□ 轻□ 中□ 重□
	营养不良	身体停止生长发育	无□ 轻□ 中□ 重□
		与同龄孩子相比，身高、体重偏低	无□ 轻□ 中□ 重□
		体质虚弱	无□ 轻□ 中□ 重□
		口角经常发炎	无□ 轻□ 中□ 重□
		皮肤干皱	无□ 轻□ 中□ 重□
		头发枯黄、稀疏	无□ 轻□ 中□ 重□
		面色苍白	无□ 轻□ 中□ 重□
		面色青黑	无□ 轻□ 中□ 重□
		四肢清冷、体温偏低	无□ 轻□ 中□ 重□
	睡眠状态	迟迟不能入睡	无□ 轻□ 中□ 重□
		入睡后半小时突然惊叫、哭闹、手足乱动、呼吸急促、出汗	无□ 轻□ 中□ 重□
		睡眠浅或易醒，早醒	无□ 轻□ 中□ 重□
		睡眠时经常翻动、肢体跳动、反复摇头	无□ 轻□ 中□ 重□

	具体症状行为	判定选择 （请在选中的方框内划"√"）
	睡眠时无故哭闹	无□ 轻□ 中□ 重□
	睡眠时磨牙、说梦话	无□ 轻□ 中□ 重□
	婴儿期需长期怀抱且不停走动才能入睡	无□ 轻□ 中□ 重□
二便情况	不能自理	无□ 轻□ 中□ 重□
	便秘	无□ 轻□ 中□ 重□
	腹泻	无□ 轻□ 中□ 重□
	排便不规律	无□ 轻□ 中□ 重□
	排便次数多	无□ 轻□ 中□ 重□
	排便次数少	无□ 轻□ 中□ 重□
	排便颜色异常（深或浅）	无□ 轻□ 中□ 重□
过敏现象	食物过敏	无□ 轻□ 中□ 重□
	过敏有呼吸系统症状，如咽部不适、呼吸困难、咳嗽或喘鸣等	无□ 轻□ 中□ 重□
	过敏有皮肤症状，如皮肤红紫、痒痛、斑块、丘疹，口唇水肿	无□ 轻□ 中□ 重□
	过敏有胃肠道症状，如恶心、呕吐、腹痛、腹泻	无□ 轻□ 中□ 重□
脊柱畸形	两肩不等高	无□ 轻□ 中□ 重□
	肩胛一高一低	无□ 轻□ 中□ 重□
	直立时，腰部两侧皮纹皱褶不均	无□ 轻□ 中□ 重□
	腰前屈时两侧背部不对称，即"剃刀背"	无□ 轻□ 中□ 重□
运动障碍	运动能力差、不协调，不爱跑跳	无□ 轻□ 中□ 重□
	爆发力弱、耐力差	无□ 轻□ 中□ 重□
	走路时双脚呈"内八字"	无□ 轻□ 中□ 重□
	走路时双脚呈"外八字"	无□ 轻□ 中□ 重□
用药情况	使用抗生素类药物	无□ 轻□ 中□ 重□
	使用解热镇痛药	无□ 轻□ 中□ 重□
	使用抗抑郁药、抗精神病药	无□ 轻□ 中□ 重□
	有药物过敏	无□ 轻□ 中□ 重□

续表

		具体症状行为	判定选择 （请在选中的方框内划"√"）
其他 异常 症状		流涎	无□ 轻□ 中□ 重□
		鼻出血	无□ 轻□ 中□ 重□
		耳道分泌黄色黏液	无□ 轻□ 中□ 重□
		有胎记	无□ 轻□ 中□ 重□
心 理 行 为	社交 障碍	无对视	无□ 轻□ 中□ 重□
		无眼神交流	无□ 轻□ 中□ 重□
		无主动交往行为	无□ 轻□ 中□ 重□
		不理解人际交往规则	无□ 轻□ 中□ 重□
		没有正常的情感回应	无□ 轻□ 中□ 重□
	行为 异常	重复刻板行为	无□ 轻□ 中□ 重□
		活动过度	无□ 轻□ 中□ 重□
		单调重复地蹦跳	无□ 轻□ 中□ 重□
		单调重复地拍手、挥手	无□ 轻□ 中□ 重□
		单调重复地奔跑、旋转	无□ 轻□ 中□ 重□
		情绪暴躁易怒，会尖叫或大喊	无□ 轻□ 中□ 重□
		斜视，如45°斜视	无□ 轻□ 中□ 重□
		注意力不集中	无□ 轻□ 中□ 重□
		举起双手在眼前玩手、抖手	无□ 轻□ 中□ 重□
		异常喜欢或厌恶某类物品	无□ 轻□ 中□ 重□
		有攻击性行为	无□ 轻□ 中□ 重□
		咬人	无□ 轻□ 中□ 重□
		反复挖鼻孔	无□ 轻□ 中□ 重□
		抠嘴，咬唇	无□ 轻□ 中□ 重□
		吸吮	无□ 轻□ 中□ 重□
		无亲情（只有依恋）	无□ 轻□ 中□ 重□
	认知 障碍	适应新环境困难，如在陌生环境时出现严重的紧张不安	无□ 轻□ 中□ 重□
		胆小退缩	无□ 轻□ 中□ 重□
		危险意识差	无□ 轻□ 中□ 重□

续表

	具体症状行为	判定选择 （请在选中的方框内划"√"）
	兴趣少、固定	无□ 轻□ 中□ 重□
	缺乏抽象思维能力	无□ 轻□ 中□ 重□
	听觉异常	无□ 轻□ 中□ 重□
	味觉异常	无□ 轻□ 中□ 重□
	嗅觉异常	无□ 轻□ 中□ 重□
	痛觉迟钝	无□ 轻□ 中□ 重□
	听不懂指令或不理解形容词	无□ 轻□ 中□ 重□
	智力低下	无□ 轻□ 中□ 重□
	学舌	无□ 轻□ 中□ 重□
	分不清你、我、他	无□ 轻□ 中□ 重□
语言障碍	无主动语言	无□ 轻□ 中□ 重□
	说话无感情	无□ 轻□ 中□ 重□
	多用"不"，不会用"是"	无□ 轻□ 中□ 重□
	吐字不清	无□ 轻□ 中□ 重□
	语言逻辑混乱	无□ 轻□ 中□ 重□
	自言自语，语言重复且无实际意义	无□ 轻□ 中□ 重□
个性特征	记忆力超常（多为"照相记忆"）	无□ 轻□ 中□ 重□
	对个别事物着迷，如广告、天气预报、极简游戏等	无□ 轻□ 中□ 重□

表格中没有列出的异常生理症状：

1. _____轻□ 中□ 重□

2. _____轻□ 中□ 重□

3. _____轻□ 中□ 重□

4. _____轻□ 中□ 重□

5. _____轻□ 中□ 重□

表格中没有列出的异常心理行为：

1. _____轻□ 中□ 重□

2. _____轻□ 中□ 重□

3. _____轻□ 中□ 重□

4. ＿＿＿＿＿＿＿＿＿＿＿＿＿＿＿＿＿轻□　中□　重□
5. ＿＿＿＿＿＿＿＿＿＿＿＿＿＿＿＿＿轻□　中□　重□

家长签字：

日　　期：＿＿年＿＿月＿＿日

健康管理师根据本调查管理表，统计孤独症儿童生理症状及心理行为相符部分共计＿＿项。

健康管理师签字：

日　　期：＿＿年＿＿月＿＿日

填表说明

此表是经络诊调方案制订的依据，并用于经络重构后康复过程的健康管理。

此表由孤独症家长独立填写。健康管理师可以对具体症状和行为进行技术性解释，但不得协助家长做判断选择。家长填写完成后，由健康管理师进行统计并签字。

此表中的判定选择分定性和定量两个部分，定性就是确定有或没有。如果定性为没有，就选择无，其他不用再选。如果定性为有，就要做进一步的定量选择，即从轻、中、重三个选项中选择一个。

进行定量选择需要一定的专业和经验，一般不易做到准确无误。为尽量统一标准，降低误差，本表就轻、中、重三个级别选择，制定了以下基本原则。

1. 看症状或行为发生频次　少、偶尔出现的选择"轻"；较多、经常出现的选择"中"；非常多、频繁出现或持续存在的选择"重"。

2. 看症状或行为持续时间　每次出现的时间比较短的选择"轻"；每次出现都持续一段时间的选择"中"；每次出现都持续很长时间或连续反复出现的选择"重"。

3. 看症状或行为严重程度　对自身或他人影响比较小且多能自行缓解的选择"轻"；对自身或他人有一定影响，干预后能减轻或纠正的选择"中"；对自身或他人影响比较大，干预后效果差甚至无效的选择"重"。

4. 看症状或行为前后变化　对比之前一直比较平稳，没有大的变化或好转的选择"轻"；对比之前经常有反复不见明显好转的选择"中"；对比之前有明显加重现象的选择"重"。

表格中没有列出的异常症状或行为，可根据实际情况，有则填写，没有则不用填写。对于增补内容的轻重程度判定选择，参照本说明第四条。

孤独症患儿家长应积极配合此表的填写。根据项目要求，本表在诊疗首次填写后，还应于之后的第3、6、9、12个月各填写一次。

化的健康管理，完成系统化的儿童孤独症综合集成诊疗实践。

三、孤独症的创新实践

经络重构疗法是在综合集成医学指导下，借助现代西方医学诊断技术，运用综合集成经络诊疗系统，通过对人体经络系统的非对抗性调理，唤醒和增强机体的自组织、自调整、自适应、自修复能力，进而实现人体经络重构并建立人体系统新的平衡，有效解除人体疾病症状的一种颠覆性创新疗法。

综合集成医学儿童孤独症经络重构疗法是综合集成医学理论与实践在儿童健康领域的探索，开辟了孤独症研究领域的先河。为确保研究效果并有利于客观评价，接受该疗法的患者全部为经专业医疗机构明确诊断的孤独症儿童。所有参与经络重构的患者首先应接受综合集成医学健康评价，在评价结果的基础上制订具有个性化特点的儿童孤独症经络重构方案。然后，根据方案采用 10 天共治疗 8 次的方式，对患儿进行动态观察下的无创调理。对完成调理的患儿，建立 Meta-synthesis 儿童孤独症健康管理表，经健康管理师指导，由孤独症儿童家长根据要求，分别在调理结束及之后的每 3 个月填报一次，全面反馈患儿在经络重构后的生理与心理发育状态。儿童孤独症管理专家或健康管理师将通过健康管理表综合分析评价结果，适时进行线上、线下相结合的健康管理服务，整个调查跟踪管理服务至少持续一年，并会持续关注经络重构后的儿童直至其达到孤独症核心症状消除或改善。

自开展儿童孤独症研究以来，洽圩（北京）综合医学研究院开展了两组康复实践，共有 42 名 3~16 岁孤独症儿童接受了经络重构疗法的干预服务。

1. 儿童孤独症接诊流程

由同一名健康管理师协助患儿家长填写分析评价表，并告知患儿家长到三甲医院为患儿做相应的生化检查（肝、肾、心）、胸部 X 线检查、腹部超声检查、血常规检查、尿常规检查、心电图检查，对无法检查的患者予以免检，并将信息上传到网上。经络分析师依据患者信息制订个性化经络重构方案（简称个性化方案），个性化方案经儿童孤独症远程诊断指导系统（简称智医系统）传输给经络重构师，由专属经络重构师实施标准化的经络重构。经络重构治疗后的患者信息上传至网络，由专属经络分析师进行分析评价，并将分析评价结果上传到智医系统，由专属健康管理师根据分析评价结果制订个性化健康管理方案，线上指导患者家长实施健康管理方案，并由专属经络分析师长期跟踪随访进行分析评价。

2. 第一组孤独症儿童经络重构康复实践情况

2017 年 6 月至 2020 年 12 月，洽圲（北京）综合医学研究院首次在北京开启了有组织的孤独症儿童康复实践，先后对 12 名孤独症儿童实施了经络重构治疗，这 12 名孤独症儿童分别来自上海、北京、长沙、廊坊等城市，全部为男性，最小的 5 岁，最大的 16 岁，均由 ABA 康复机构推荐，家长及机构老师对于患儿长期干预训练效果不满意，患儿能力提升处于瓶颈期。

本组孤独症儿童在接受 10 天共 8 次的经络重构治疗后，患儿综合能力得到提升，均达到有效标准，继续选择 ABA 机构进行持续的行为康复训练，健康专家通过与家长和培训机构直接沟通，对 12 名孤独症儿童进行了 24 个月的跟踪观察和效果评估，具体情况见表 1–3。

表 1-3　经络重构治疗后孤独症儿童康复效果观察

年龄	康复例数	调理后 3 个月		调理后 6 个月		调理后 12 个月		调理后 18 个月			调理后 24 个月		
		显效	有效	显效	有效	显效	有效	显效	有效	无效	显效	有效	无效
合计	12	6	6	7	5	4	8	3	9	0	2	8	2
3~6 岁	8	4	4	4	4	3	5	3	5		2	6	
7~9 岁	2	2		2		1	1		2			2	
10~16 岁	2		2	1	1		2		2				2

通过数据统计分析可以看出：经络重构对本组孤独症儿童的康复有明显效果，3~6 个月显著有效率都在 50% 以上。3~16 岁各年龄段儿童对经络重构均有良好的应答。跟踪调查数据显示，经络重构后远期康复效果呈下降趋势，调理后 24 个月显著有效率降至 16.7%，有效率维持在 66.7%，无效率为 16.7%。数据提示：经过 24 个月，经络重构疗效在 ABA 疗法干预下仍能保持较高的有效率。

以上实践大大增加了研究团队的信心，这一结果提示我们对儿童孤独症的认知是正确的，方案是辩证的，路径是可行的，只要我们坚持做下去，一定会实现儿童孤独症治疗的重大突破。同时，我们也认真总结分析了远期疗效下降，没有达到孤独症儿童核心症状消失目标的原因。

从客观上讲，12 名患儿在接受经络重构治疗后均达到治疗有效标准，说明经络重构对孤独症患儿生理系统的康复治疗有积极的意义。但由 ABA 机构推荐的这些孩子多在机构中训练效果不佳且核心症状相对严重，因此这些患儿在经络重构后再进行 ABA 训练不能起到 "1+1＞2" 的效果。实践证明，长期的封闭、机械、刻板的 ABA 训练不能对经络重构后患儿的康复与身心发育起到推动作用。据了解，目前 12 名患儿没有回归社会，仍在 ABA 机构接受特殊培训。

3. 第二组孤独症儿童经络重构康复实践情况

2020 年 12 月，30 名来自"中国儿童孤独症公益万里行"活动（以下简称万里行活动）的孤独症儿童接受了 10 天共 8 次的经络重构治疗，治疗团队对其疗效进行了长期的跟踪随访。在 30 名孤独症儿童中，男性 24 名，女性 6 名，年龄最小的 4 岁，最大的 9 岁。30 名孤独症儿童均经过了专业诊断，有 26 人经过 ABA 等相关机构的康复训练，其中训练 18 个月及以上的有 24 人，18 个月以下 2 人，4 人没有参加任何康复训练。该组孤独症儿童分别来自北京、上海、宁波、长春、丽江、惠州、南京、南宁、乌鲁木齐和潍坊等十余座城市。

针对第一组孤独症儿童经络重构中发现的问题，第二组患儿家长必须签订健康管理合同，接受健康管理，同时，加强流程管理。主要包括：①进一步细化、优化个性化调理方案。②降低调理方案执行误差，固定健康调理师。③加强对孤独症儿童经络重构后的持续健康管理，在网上建立专家指导群，随时解答孤独症儿童家长或监护人的问题，并坚持在线开展专家点评、案例分享、康复展示等活动。④明确要求接受过经络重构康复调理的孤独症儿童，不能再到任何以孤独症康复为目的的机构接受行为训练等特殊教育，要敢于迈出走向正常生活、回归社会的第一步。⑤进一步标准化健康管理表，完善管理机制，确保对孤独症儿童的随访质量，以及对康复效果客观准确的评价。⑥及时向社会传递综合集成医学经络重构疗法救助儿童孤独症的相关活动信息和实践成效，主动接受社会和被救助家庭的监督。

目前，对第二组孤独症儿童的康复疗效观察均已超过 18 个月，根据万里行活动组委会收集的本组孤独症儿童调查问卷统计，在接受救助的 30 名孤独症儿童中，已经有 24 名儿童入学、入托，占 80%。在入学的 10 名儿童中，有 8 人进入普通小学，2 人进入特教小学；

在入托的 14 名儿童中，10 人进入普通幼儿园，4 人进入融合幼儿园，无"影子"老师陪同；还有 6 名儿童继续居家休养。

通过对第二组数据（表 1-4）进行统计分析可以看出：综合集成医学经络重构疗法效果明确，总有效率达 100%。效果显现快且持续向好，调理后 3 个月即有明显效果，12 个月即可见 10 名儿童核心症状消失，达到治愈标准，治愈率达到 33.3%，18 个月治愈率达 80%。两个年龄组儿童的康复效果前期略有差异，如调理后 3 个月显效率，3～6 岁组为 26.1%，7～9 岁组为 28.6%；但后期差异有所增大，在调理后 18 个月核心症状消失率（治愈率）3～6 岁组为 87%，7～9 岁组为 57.1%。数据提示，3～6 岁孤独症儿童接受经络重构治疗治愈是确定性的，7～9 岁患儿显著有效是确定性的，治愈是不确定性的。

鉴于第一组儿童孤独症经络重构远期疗效结果的提示，为进一步查找相关因素对康复效果可能产生的影响，我们对本组 30 名孤独症儿童参加 ABA 训练时长与经络重构后康复效果进行了相关性分析，数据收集和统计分析见表 1-5。

从该表可以看出，在本组 30 名孤独症儿童中，有 26 人曾在 ABA 机构进行训练，占 86.7%，其中有 92.31% 的儿童训练时长在 18 个月及以上。该数据表明，ABA 机构是目前国内孤独症儿童康复的主流选择。在 30 名儿童中有 4 名未参加 ABA 训练，原因调查显示：有 3

表 1-4　经络重构治疗后万里行活动救助孤独症儿童康复效果观察

年龄	康复例数	有效例数	调理后 3 个月		调理后 6 个月		调理后 12 个月			调理后 18 个月	
			显效	有效	显效	有效	治愈	显效	有效	治愈	显效
合计	30	30	8	22	12	18	10	12	8	24	6
3～6 岁	23	23	6	17	10	13	7	10	6	20	3
7～9 岁	7	7	2	5	2	5	3	2	2	4	3

表 1-5　30 名孤独症儿童参加 ABA 训练时长与经络重构后康复效果观察

训练时长	治疗例数	有效例数	调理后 3 个月		调理后 6 个月		调理后 12 个月			调理后 18 个月	
			显效	有效	显效	有效	治愈	显效	有效	治愈	显效
合计	30	30	8	22	12	18	10	12	8	24	6
18 个月及以上	24	24	4	20	8	16	5	12	7	19	5
18 个月以下	2	2	2		2		2			2	
没参加训练	4	4	2	2	2	2	3		1	3	1

名儿童来自丽江，而丽江没有 ABA 机构；1 名儿童来自南京，刚确诊。在 4 名未参加 ABA 训练的儿童中，3~6 岁儿童 2 名，7~9 岁儿童 2 名，研究结果表明，3~6 岁的 2 名儿童恢复最快，康复效果最好。从调理后 18 个月的数据来看，是否参加过 ABA 机构的训练与总体疗效没有太大关系；若从调理后 3 至 18 个月的动态数据来看，没有参加过 ABA 训练的孤独症儿童康复效果显现得更早。参加 18 个月及以上训练、18 个月以下训练（3~6 岁）和没参加训练的儿童的调理后 3 个月显效率分别是：16.7%、100% 和 50%；调理后 12 个月治愈率（核心症状消失率）分别是：20.8%，100% 和 75%。数据提示，经络重构前进行 ABA 训练 18 个月以上对经络重构的孤独症儿童康复没有积极作用，反而可能延长康复时间。但是，在接受经络重构治疗后，继续接受 ABA 训练，可能就会是另一种结果。表 1-4 数据显示，3~6 岁组中的 23 名孤独症儿童，在调理后 18 个月时，有 20 名核心症状消失，另 3 名仅为显效。后据 3 名儿童家长自我反馈，他们因条件所限，在接受经络重构治疗后，没有严格执行居家休养的儿童孤独症健康管理，再次回到 ABA 机构进行康复训练。当这些家长与其他家长交流后才发现自己的孩子进步明显滞后，在及时纠正错误做法后，孩子的进步得以恢复，但与其他孩子相比已经出现了明显差距。这个也许能够回答我们在第一组讨论时提出的经络重构后儿童孤独症

远期效果下降，可能与长期参加 ABA 训练有关的疑问。

4. 孤独症儿童经络重构康复实践分析

自 2017 年 6 月 19 日至今，治疗团队对 42 位接受经络重构治疗后的孤独症儿童进行了长时间跟踪随访。在 42 位患儿中，有 38 人经过 ABA 训练 6 个月至 2 年不等，家长对疗效不满意，采用了经络重构疗法，其中第一批接受经络重构的 12 位患儿的家长由于焦虑和急切的心情，在孩子接受经络重构治疗后选择了继续让孩子接受 ABA 训练。后两批患儿的家长接受了研究院持续的健康管理指导，让孩子的自愈力在康复中逐渐发挥主导作用，并在孩子出现生理心理变化时可以更好地应对。将 42 位患儿分为 3 个组进行跟踪随访，即第一组 12 人经过 ABA 训练并在经络重构后继续 ABA 训练；第二组 26 人经过 ABA 训练，在经络重构后没有或短时间进行过 ABA 训练；第三组 4 人经络重构前后都没有经过 ABA 训练。由健康分析师运用 Meta-synthesis 儿童孤独症健康管理表进行疗效分析评价显示，42 位患儿在接受经络重构治疗后生理指标与心理指标都得到明显改善，均达到有效标准，有效率 100%。随后对治疗后的 3 组患儿进行跟踪随访，数据显示如下。

第一组的患儿在经络重构治疗后 3 个月，显著有效率 50%，有效率 50%；治疗后 6 个月，显著有效率达到 58%，有效率 42%；治疗后 12 个月治愈率 0%，显著有效率 33%，有效率 67%；治疗后 18 个月治愈率 0%，显著有效率 25%，有效率 75%。

第二组的患儿在经络重构治疗后 3 个月，显著有效率 23%，有效率 77%；治疗后 6 个月，显著有效率达到 38%，有效率 62%；治疗后 12 个月治愈率 27%，显著有效率 46%，有效率 27%；治疗后 18 个月治愈率 81%，显著有效率 19%。

第三组的患儿在经络重构治疗后 3 个月，显著有效率 50%，有效率 50%；治疗后 6 个月，显著有效率达到 50%，有效率 50%；治疗后 12 个月治愈率 75%，有效率 25%；治疗后 18 个月治愈率 75%，显著有效率 25%。

数据显示，经络重构治疗前接受 ABA 训练间期越长，同龄患儿达到同等康复效果所需时间越长。经络重构后，不再进行 ABA 训练的患儿在 12～18 个月期间治愈率达到 80%，而持续 ABA 训练的治愈率为 0。

总结上述研究数据，得出以下结论。

（1）在对儿童孤独症的认识方面，系统论主导下的综合集成医学完全不同于还原论指导下的西方医学。儿童孤独症的早期筛查、早期治疗、早期干预对患儿的健康成长是非常重要的。综合集成医学体系下的经络重构疗法对 3～6 岁孤独症儿童干预效果显著，但过早进行高强度、机械、刻板的行为训练对尚未发育成熟的患儿的身心健康不利。

（2）基于人体系统论的经络重构法，在患儿发育早期制定有针对性的个性化方案，重建物质流、能量流、信息流的交互系统。经络干预的重要优势在于在不采用任何化学药物疗法、不侵入人体、不破坏机体组织结构的前提下，提升患儿自我发育能力，改善心理环境，对患儿生理、心理协同成长发育有积极的意义。

（3）经络重构疗法整体治疗时间短，患儿接受度极高。

（4）经络重构后建立患儿家庭中长期健康管理网络对患儿后期康复意义重大。经络重构后的患儿仍处于生长发育快速期，指导患儿家庭正确面对孩子异常的生理现象和行为，正确处理和解决孩子的生理问题，避免或减少化学药物给身体发育带来的潜在隐患十分重要。孤独症是在早期发育过程中"多因一果"的集中体现。"三分治，七分养"，积极改善康复期患儿生存环境，建立良性循环，是患儿康复的先决条件。

5. 经络重构疗法的疗效与影响因素分析

应用经络重构技术对孤独症儿童实施治疗总体效果明确，但也存在康复效果良莠不齐的问题。总结分析两次 42 名孤独症儿童的康复实践结果，专家团队认为，影响经络重构疗法疗效的因素有很多，但主要体现在 4 个方面。

（1）是否制定正确的个性化经络重构方案　一个好的个性化调理方案，首先源于制定者对儿童独孤症病因的系统性认知，并能以整体、联系、开放的思维客观看待其转归规律。同时，还应对孤独症儿童个体间的细微差异有清晰的辨识，能从相同的表象中发现不同的本质。孤独症儿童从总体上看存在的异常症状都很相似，但实际上即便是相同的症状也不一定是相同的因素引起的，这也是儿童孤独症难以康复的主要原因，各类康复机构在实际操作中都可能遇到，对于不同孤独症儿童的相同症状，采用同样的方法往往不能收到相同的效果。因此综合集成医学特别强调，对每一个孤独症儿童都必须制定细致的个性化经络重构方案，绝不能千篇一律，否则就可能严重影响康复效果。

（2）孤独症儿童病情的复杂程度　内因是变化的缘起，外因是变化的条件，外因需要通过内因才能起作用。综合集成医学理论认为，经络重构是治疗儿童孤独症的核心所在，但实际上经络重构并不是一件简单的事情，这与每个孤独症儿童经络运行的基础状态密切相关。例如，经络运行过程中的障碍，引发不同系统物质与能量交互障碍，都可能导致儿童孤独症症状表现不同，但因其程度不同，重构的难度明显不同。又如，人体同时出现多条经络与脏腑气血运行的障碍，重构的难度会明显不同。再如，孤独症儿童年龄的大小，生理发育程度和智力水平，基础病的多少，是否采取过药物干预，是否接受过特教机构集中强化训练等也都会对儿童孤独症的康复效果产生明确的影响。

（3）经络调理师的技术水平与正确执行方案的能力　儿童孤独症患儿的经络重构方案是通过经络调理师应用综合集成健康调理设备具体实施的。经络调理师对重构方案的理解程度、设备操作技术水平和实施过程中的责任心等，直接关系到经络重构的效果。经络调理师准确理解经络重构方案的设计意图是提升治疗效果的基本保障。

（4）孤独症儿童家庭的配合程度　鉴于儿童发育过程的特殊性与复杂性，几乎任何儿童疾病的康复都与家庭有紧密的联系，对于孤独症儿童治疗与康复而言，家庭配合的密切程度和能力水平则显得更为重要。综合集成医学认为，不能简单地把儿童孤独症定义为生物个体的问题，在很多孤独症儿童的身上，都可以看到家庭问题的"影子"。综合集成医学儿童孤独症治疗与康复实践表明，积极主动的全体家庭成员的配合是保障经络重构疗法疗效基本条件。例如，孤独症儿童最典型的症状就是社交障碍，儿童特别是婴幼儿的社交基本上仅限于家庭或完全由家庭主导，如果家庭成员不能主动对孤独症儿童发起社交行为或相关引导，必然会强化其"自闭"意识。又如，儿童在生长发育过程中的很多行为的形成和能力的改变都是无预见地出现的，作为家庭成员能否密切观察并尽早发现孩子的细微变化，直接关系到能否抓住强化或矫正的最佳时机，进行有效的正向干预。再如，Meta-synthesis 儿童孤独症健康管理表是经络重构效果评价与跟踪管理的重要信息源。患儿家庭成员能否认真、如实填写，及时上报，将直接影响对患儿疗效的及时评估和后期康复的定期指导。总之，要获得孤独症儿童经络重构后的良好康复，需要家庭成员保持坚定的信心、宽容的爱心，高度参与，以不急不躁的心态密切关注患儿成长（综合集成医学主张开放式教育）。

通过康复实践比较分析发现，影响儿童孤独症经络重构疗效最主要的因素是个性化经络重构方案，其次是孤独症儿童病情的复杂程度。但因儿童孤独症的特殊性，各相关因素中任何一种不能密切配合，都可能导致经络重构疗效不佳甚至无效。

6. 儿童孤独症综合集成治疗的人才体系

儿童孤独症综合集成治疗是系统性治疗，其人才体系由儿童孤独症综合集成经络重构分析师（简称经络分析师）、儿童孤独症综合集成经络调理师（简称经络调理师）、儿童孤独症综合集成健康管理师（简称健康管理师）组成。每一名患儿的健康管理团队始终遵循主观与客观相结合的系统观，贯穿儿童孤独症诊治与健康管理的始终。经络分析师依据患者成长经历及家庭状况等信息分析失衡问题主次、轻重，制定个性化经络重构方案（简称个性化方案），经络调理师依据经络分析师的个性化方案实施标准化的经络重构技术治疗患儿，及时反馈患儿在治疗过程中的表现及治疗情况。经络重构治疗后的患者由专属经络分析师进行分析评价，并将治疗前后对照分析评价结果上传到智医系统，由专属健康管理师根据分析评价结果制订个性化健康管理方案（简称健康管理方案）。

7. 儿童孤独症救助平台

近 20 年来，儿童孤独症确诊率逐年上升，已经成为亟待解决的严重的社会问题。综合集成医学经络重构疗法对儿童孤独症长达 7 年的临床研究表明，该方法在解决患儿生理异常的同时，解决了儿童的心理问题，开放了长期关闭的系统，可有效消除、改善儿童孤独症核心症状。为使该技术能够更好、更多地惠及孤独症家庭及孤独症患儿，团队创建了儿童孤独症救助平台，提供商业救助及公益救助，对于有条件、有能力的家庭，鼓励积极自救，通过早发现、早治疗，实现早"摘帽"。平台将一定比例的商业救助收入用于公益救助。公益救助面向贫困家庭，让贫困地区的孤独症患儿及孤独症家庭得到及时救助，让所有适龄患儿尽早回归正常生活，走进课堂、融入社会、组建家庭，真正解决孤独症家庭的后顾之忧。

这是一个以孤独症儿童核心症状消除进而达到身心健康为目的现代健康服务项目。项目完全达到了国际欧亚科学院中国科学中心咨询报告评定的效果。儿童孤独症商业运营已具备商业化的条件，具备了向目标客户群体提供优质服务的商业契机。同时这个现代服务平台也将依托"创新基地"使综合集成医学的科学研究、技术创新、经济合作更好地为"一带一路"战略服务。在"一带一路"对外交流中打造综合集成医学非对抗疗法中医现代化的理论、方法、技术的国际合作平台，全力推进中医现代化科技产业走向世界（图1-1至图1-3）。

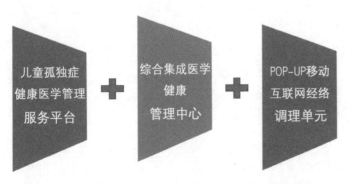

图1-1 综合集成医学儿童孤独症健康医学管理创新发展模式

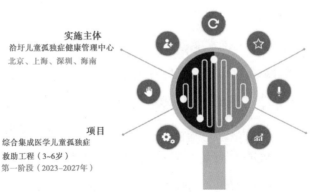

实施主体
洽圩儿童孤独症健康管理中心
北京、上海、深圳、海南

项目
综合集成医学儿童孤独症
救助工程（3~6岁）
第一阶段（2023–2027年）

标准体系建设
- 技术标准
- 人才标准
- 智能管理平台标准
- 装备标准
- 运营标准

POP-UP 移动服务平台
- 商业（国内+国际）
- 公益（中国儿童孤独症
  公益万里行）

图 1-2　POP-UP 互动救助模式

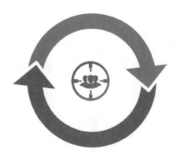

阶段性救助目标
- 第一阶段: 3~6岁孤独症儿童
  2000名/年
- 第二阶段: 3~9岁孤独症儿童
  20000名/年
- 第三阶段: 3~9岁孤独症儿童
  200000名/年

健康管理目标
- 0~3岁：经络保健预防
- 3~6岁：确定性自愈、
  核心症状消除

图 1-3　综合集成医学儿童孤独症救助工程（3~6岁）

数字课程学习……

📁 图片　　　▶️ 视频　　　🖥️ 案例分享

第二章
孤独症创新实践案例

　　在创新的现代中医综合集成医学疗法中，Meta-synthesis（综合集成）经络重构（以下简称 Meta 经络重构）治疗儿童孤独症在创新实践中得到了充分的检验，第一章做了详细的比较分析。事实上，该疗法在实践中不是一帆风顺的，面临了家长们的诸多质疑，但在患儿逐渐正向的变化中，家长们改变了他们原有的认知。儿童孤独症病因很复杂，主流的康复意见对社会的影响比较大，人们对新方法的质疑也层出不穷，Meta 经络重构技术的基本原则是不唯权威论、不唯书论、不唯专家论，只唯事实论。事实是有力量的，通过一些鲜活的案例，我们可以看到孤独症儿童核心症状的消失、显著改善、明显改善、有效改善。为此，我们把在实践中的部分案例分享出来，通过仔细地阅读案例，可以看到患儿在治疗后变化的过程和细节。康复过程既有惊喜也有困惑，惊喜是变化来得太快，困惑是孤独症的核心症状消除需要时间，个体的差异性使每个孤独症患儿达到康复的时间和所需要修复的进程都不一样，此章案例的集结正是源于此。出于对患儿和家长的保护，案例中用到了化名。作者包括万里行活动的工作人员、志愿者，调理师，患儿的家属，对患儿进行了连续的观察和跟踪，非常有借鉴意义。目前我们汇集案例的有效观察时间最长的达到了 2 年，最短的也有 2 个月，其中所获得的有效反馈令人震撼。创新的 Meta 经络重构技术真正为适龄孤独症儿童找到了一条能看到未来的路。案例中的孤独症儿童来自不同地域、不同民族，处于不同年龄段和不同条件的家庭。有的患儿目前已经上小学二年级，有的在幼儿园，有的继续在家休养。患儿家长的长期观察、关注和记录是最有力的实践验证，能给读者带来一些启发和思考。

视频 2-1

中国儿童孤独症公益万里行宣传片

一、万里行吉林站案例

1. 饭团案例

（1）病程记录（万里行志愿者）

惊蛰是万物复苏的时节。2021 年的惊蛰，我们在吉林启动了万里行公益救助第一站（吉林站）活动。吉林市普仁中医院为我们提供了很多便利的服务，组织了 7 名经过确诊的孤独症儿童参与 Meta 经络重构的救助，一年后，经过救助的 7 名患儿的孤独症核心症状都有了显著改善。

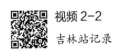
视频 2-2
吉林站记录

除了 2 位患儿的家长没有按时提供信息外（间接知道了一些患儿的变化），其他的患儿家长按时反馈了孩子一年内的变化，家长能按照健康管理方法进行指导的患儿症状改善最大，其中适龄儿童饭团、小胖已经可以上正常小学，在吉林站的 7 名患儿中，有 5 名已经摘掉了孤独症的"帽子"。

回顾吉林站的点点滴滴，令我们欣慰的是有 2 个孩子已经可以正常上学了，而且非常适应学校的学习生活，学习成绩一个优秀，一个良好。这不仅给我们团队带来了巨大的动力和信心，也令参与公益救助的社会爱心机构和人士感到欣慰，给其他患儿家长带来了信心。儿童孤独症不再是不治之症，而是可防、可治、可控的疾病。

吉林站给我印象最深的是饭团这位患儿。我们在初次接触饭团的时候是很犹豫的，因为他的年龄有些大（近 9 岁）。大龄的孤独症患儿其实是超出了我们的救助范围的，业内公认孤独症患儿的最佳救助年龄是 6 岁以内，患儿年龄越大，恢复的概率就越小。但看到饭团妈妈期待且真诚的眼神，我们特别为饭团申请了中国宋庆龄基金会的帮助，争取到了一个宝贵的名额。饭团在接受 Meta 经络重构前已经在吉林、辽宁的 ABA 机构接受了多年的康复训练，也尝试过不同种类的医疗手段，家里为此花费了数十万元，但效果一直不理想。由于家长不想放弃，饭团只能在 ABA 机构继续进行康复训练，并做一些感统训练，家庭承受着巨大的经济压力，其中的心酸及家庭的困难和无奈可想而知。

因此，饭团妈妈抱着试试的心态参与了活动。在我们第一天见到饭团的时候，饭团不能自主回答提问，说话语句不清，问他："叫什么名字？"，他回答"香蕉、草莓"等内容。饭团不能接受过大的音量，音量过大时饭团会有过激抵抗行为。饭团眼睛没有神采，目光呆滞，手脚不协调，不会蹲起和协调跳动，不能乘坐公交车，不能到集市、商场，不能与伙伴一起互动。吃饭挑食（不吃青菜），和爸爸没有任何形式的交流和互动，只有和妈妈在一起时有安全感，和爷爷、奶奶没有互动。

第一次调理后，饭团下床就能主动穿衣服，安静了很多，眼神有了变化，调理完回家后摸了爸爸的头，亲切地说了一声"爸爸"，第二天早上吃早饭时给爸爸夹了一块肉，爸爸很感动。饭团妈妈说，这个互动是从来没有过的。8 次调理期间，饭团的变化在逐渐显现，每一天都有变化，第八次调理结束后，饭团抱着妈妈买的鲜花送给了经络调理师，面带笑容，尽管笑容里还有些刻板。

在专家和教授的建议下，饭团离开 ABA 机构回家自然休养了一段时间，随后进入了一家融合幼儿园，幼儿园的集体环境和老师的包容进一步给了饭团休养的空间，饭团逐渐学会了吃饭，生活能够自理，不再害怕陌生的环境。在饭团妈妈的带领下，饭团可以进入集市和商场，能去户外活动和散心，能逐渐适应噪音，在家里能和爸爸、妈妈互动，可以吃蔬菜，食量也变大了，能乘坐公交车。饭团妈妈的情绪也逐渐得到缓解，变得稳定，饭团也进一步得到了放松和恢复。在幼儿园期间，饭团有一次发热，在教授的指导下自然退热了。

2021年9月，经过多次沟通和尝试，饭团妈妈为饭团争取到了进入普通小学的名额，在和学校沟通后，学校组织了一次面试，饭团通过了面试。为了安全，学校安排饭团妈妈在教室陪读一段时间，几周后，饭团就不需要妈妈陪读了。在这之前，饭团曾两次被学校退学。这一次上学对饭团父母来说非常意外，他们在高兴之余也对 Meta 经络重构技术给饭团带来的命运改变深有体会，非常珍惜和万里行团队的互动交流机会，积极参与了对其他患儿家长的指导和献爱心活动。饭团妈妈是患儿妈妈群里正能量较大的一位妈妈，获益的家长同时也会把正能量回馈给饭团一家。如今，饭团能够在学校和同学们一起做操，一起互动、做游戏，在课上能主动举手回答问题，已经完全融入了班级生活，班级所有的同学他都认识，并能叫出他们的名字。在参加课外集体活动时，饭团还能主动保护女同学，所以女同学都喜欢和他玩。

第一学期期末，饭团的语文成绩是良，其他科目成绩均是优。放寒假期间，饭团能在家帮妈妈做家务，给妈妈剪指甲、择菜、榨果汁、包饺子。春节时，饭团会主动将爷爷、奶奶给的红包收起来，还对爷爷要求说："给我爸买个车"。饭团在行为上的进步说明其生理状态得到了调整，同时心理状态也发生了巨大改变。目前，饭团可以很快完成100以内的加减法题目，体重也增长了很多，睡眠也显著改善，和爸爸关系很亲近。新型冠状病毒感染防控期间，饭团会主动去做核酸，按时向老师报备，有时还会教妈妈说英语单词。一个曾经的孤独症儿童慢慢可以生活自理、行为可控、融入集体，随着年龄增长逐渐能自食其力，这不就是孤独症患者家庭的最大心愿吗?

现在，饭团已经迈进了健康的大门。饭团的变化离不开万里行团队的爱心和温暖付出，离不开诊调团队的努力和辛苦，离不开饭团妈妈对正确养育方法的坚持和心态的放松，离不开家庭的和谐共处。饭团会越来越超乎想象，会成为万里行活动救助孩子的榜样。

（2）病程记录（饭团妈妈）

2022 年 4 月 15 日：

3 月 4 日凌晨三点，我被手机消息吵醒了，是饭团班主任发来的，学校紧急通知停课了。饭团新学期刚开学，刚上了 4 天学。我心里开始犯愁了，放了 50 多天寒假，他才刚刚调整过来，又要在家上网课。上网课是最考验孩子注意力的，正常孩子都会分心，何况是孤独症的孩子。我心里一直很担心饭团的表现。

饭团早上醒来，自己穿衣服、洗脸，准备去上学，我告诉他，又放假了，饭团还深深地叹了口气。

3 月 8 日正式开始上网课。让我意外的是饭团还是早早地起了床，我说怎么起这么早，他说上课，饭团竟然有时间观念了，他想起来今天要上课。

吃过早饭后，饭团开始了第一天的网课。打开镜头后，饭团和老师打招呼，说老师好。饭团一上午的状态还不错，注意力很集中，老师不让动，他很听话不怎么动。体育课和音乐课表现也很好，一直配合老师。

今天饭团爸爸也在家，饭团让爸爸陪他做运动，父子俩很开心，饭团上网课的表现一直很好，课后及时完成作业，很少发脾气，到现在已经上了 40 多天网课了，表现一直都很好，很听老师的话。

饭团在课下还是有些淘气，还惹来了邻居的投诉。我告诉他玩时一定要轻轻地，楼下的阿姨有心脏病，怕声音，饭团之后就减少了跑跳，不发出声音了，特别是晚上走路都轻轻地，让我很欣慰。孩子的理解能力提高了不少，而且还会帮我擦地，给爸爸擦鞋，给花浇水。

目前饭团做什么事都很有耐心，但也有调皮的时候，而且坏坏的，说要下楼去扎一下楼下车的车胎，扎坏了让爸爸修，用摸完辣椒的手往爸爸眼睛上抹……但也有暖心的时候，有一次我让他拿一个香蕉，我在屋里等着，半天没动静，我问："香蕉呢？"饭团爸爸说孩子把香蕉给你放暖气上了，怕你吃凉的，真的超级暖心，我都要感动哭了，真的很难想象，Meta 经络重构技术真的很神奇。由于网课期间饭团的卓越表现，老师还给饭团颁发了"坚持之星"的奖状。饭团荣誉感可强了，特别高兴。

饭团以前是个对什么事都不关心的孩子，感觉他很"冷血"。现在我发现饭团其实是个很阳光、很热血的小男孩，是个"小暖男"，越来越接近正常的小孩了。

2023 年 1 月 28 日：

时间过得很快，转眼间，饭团已经上小学二年级了，经过 Meta 经络重构治疗也快两年了。我有时还会回想起来饭团以前的样子，多动、挑食、语言逻辑很差、社交能力也差、害怕与小朋友接触、非常害怕声音，还动不动就发脾气，那时的我非常绝望，感觉这个孩子没有恢复的可能了，他正常的样子只在我的梦里出现过。直到遇见了万里行活动，遇见了于教授，更感恩曲医生把这个活动引荐到吉林来，饭团很幸运得到了宝贵的治疗机会。

治疗半年后，饭团就上了正常的小学，能在课堂上认真听讲，能完成老师布置的作业。更让我惊喜的是，饭团在很多校内活动中获得了奖状，和同学相处得也很好，现在还能和同学们一起打扫教室卫生。2022 年发生了很多事，新学期刚开学，居家学习就打断了饭团快乐的校园学习，只能在家上网课。那段时间我压力非常大，怕孩子注意力不够，上网课效果不好，又没有了同学们的陪伴，没有了更多的社交，只有我和爸爸的陪伴，但万万没想到，饭团的学习丝毫没受影响，上网课专注力非常好，在家两个多月的时间，社交能力也没有受到任何影响，相反，在各方面的能力还提高了很多。

2022 年 8 月末，饭团顺利升入小学二年级。因为好几个月没有上学，我又担心孩子会不适应，把他送进校园，我远远地观望着。看着老师带领着他们整个班去做核酸，饭团和他的同学手牵手，我的心才放下。开学第一天，饭团数学口算测试得了 94 分。在别人眼里这不算什么，但在我眼里比中彩票还开心。饭团在班里的人缘很好，同学都会主动找他玩。生活中，饭团经常与同学一起去公园玩、去（同学）家里玩。我记得饭团有一个同学摔伤了，饭团非常担心，总是让我给他同学的家长发微信问候。眼看着还有 1 个月就要放寒假了，学校又通知改上网课，饭团也迎来了他的线上期末考试。我又很担心，因为全部都是口试，饭团的表达能力还是有些欠缺的，期末考试共考了 5 天，饭团除了第一天声音小一点以外，成绩还是可以的。

刚刚考完试，很多人都感染了新冠，饭团爸爸也感染了，出现发热症状，第二天我又开始发热。饭团就负责照顾我们，给我们煮柠檬水，煮面条，会准确地从抽屉里拿出退烧药，给饭团爸爸盖被子，我让饭团戴好口罩，他说："不戴了，没啥用"。我担心的事情还是发生了，饭团也发热了，但只发热了 1 天。他的症状很轻，除了高热、牙痛、轻微咳嗽，一片药没吃，喝了些梨汤咳嗽就好了。饭团在感染第六天就转阴了，但我的症状重些。饭团写完作业，总是问我好点没。饭团在家照顾我的时候，我说我口中发苦，他就给我切了一大盘水果，放了很多糖，他的理解能力真的提高了。我开玩笑说："宝贝放这么多糖，妈妈会得糖尿病的"，饭团说："妈妈你多喝水吧！"又烧了一壶水给我端来，说："喝吧！妈妈把糖尿出去就好了！"我真被他的可爱打败了。

新年，饭团爸爸是最开心的，不仅因为孩子的病好了，还因为饭团为爸爸向姥姥要了一辆车。饭团说："爸爸的车太破了，姥姥给爸爸买台新的吧！"姥姥说孩子能说这句话，一定要实现孩子的愿望，真的给饭团爸爸买了一辆车。

春节期间，饭团写的"福"字是自己设计的，他说："兔年嘛，要加上胡萝卜"。饭团看见电视上有人写福字，他就要写，写了很多张，还被朋友要去几张。回农村过年时，饭团要吃鸡肉，他姥爷说："自己抓，抓到就给你做"。不知道饭团什么时候去抓的，满身鸡毛地拎了一只鸡回来。饭团还敢坐在小牛身上，饭团姥爷将饭团扶上去，第二天饭团就追着那头小牛跑，还要去坐。

饭团的状态越来越好了，学习能力、社交能力、逻辑思维能力、想象力都提高了很多，第一学期还得了 90 多个小红旗。

（3）调理师医案记录

调理师：于婷婷

患儿赵某（小名：饭团），男，2012 年 7 月 20 日出生，吉林省长春市人。2020 年 8 月 28 日，患儿确诊为孤独症。2021 年 3 月 4 日，患儿家长提出康复申请，患儿年龄超出救助范围，但团队本着应收尽收、应治尽治的原则，于 2021 年 3 月 8 日开始对患儿进行为期 8 次的 Meta 经络重构干预，干预前后患儿症状表现对比见表 2-1。

截止到 2021 年 3 月 25 日，患儿已顺利完成 8 次 Meta 经络重构，短期内多项生理功能得到明显改善，家长非常满意并认可，CARS 量表评分从 41 分降到 28.5 分。经过经络分析师对患儿进行现场健康情况分析，评价治疗有效。经随访，该患儿于 2021 年 8 月 23 日顺利进入小学，妈妈在陪读一周后开始独立上课，且在上课过程中表现良好，多次受到老师的表扬。

表 2-1　干预前后患儿症状表现对比（饭团）

症状表现		第一次调理前	第八次调理后
行为	1.	多动，拍手，晃动身体	1. 多动现象减轻，拍手及晃动身体的行为均减少
	2.	注意力不集中	2. 注意力集中，上课时可以配合老师，认真听讲
	3.	有攻击性行为	3. 攻击性行为基本消失
	4.	运动能力差，不能双腿跳	4. 运动能力提高，可双腿跳
情绪	1.	对声音敏感，如在听到汽车鸣笛声、电钻声、吵架声等声音时，患儿情绪失控，出现大叫及打人的行为	1. 对声音的敏感度降低，在听到刺激性的声音时，患儿情绪失控的次数减少
	2.	情绪波动大，易怒、易兴奋	2. 患儿情绪基本稳定
交流	1.	目光呆滞，拒绝与人对视	1. 眼睛有神，与人对话时，可以有眼神交流
	2.	除妈妈外，不与家人亲近	2. 与家人的亲密度增加，尤其是爸爸
	3.	只能回答简单的问题，且回答的内容刻板	3. 基本可以与人进行简单的对话，且对话时思路清晰
	4.	语言理解能力差，有时答非所问	4. 主动关心家务，陪妈妈去菜市场买菜
语言	1.	语言发育落后，吐字不清。	1. 吐字较清晰
	2.	语言刻板，主动语言少，自言自语较多	2. 主动表达能力提高，且说话有逻辑
饮食		挑食，不吃绿叶菜	仍挑食，但偶尔可以接受绿叶菜
二便		大便正常，一日一次。小便频，尿液颜色深	大便两日一次。小便次数多，尿液颜色变浅
睡眠		入睡困难，但入睡后睡眠质量佳	睡眠质量佳，入睡速度快
其他		走路姿势异常，内八字脚	走路姿势基本正常

2. 小胖案例

（1）病程记录（万里行志愿者）

2021 年 3 月 5 日，惊蛰节气，诸多机缘成熟，万里行团队在吉林市普仁中医院儿童康复中心救助了 7 名确诊的孤独症儿童，小胖就是被救助的儿童之一。

因为儿童康复中心是 ABA 教育模式，孩子们大部分时间都是单独由专业 ABA 老师带着训练，小朋友之间在一起互动的时间不多，孩子们在吃午饭的时候偶尔会在一起，但交流也不是很多。在感统训练室里，每个孩子都有自己的训练课程，有时间要求、课程节奏要求、场地要求，所以孩子们基本没有一起互动的机会，都是自己训练，上完小课就离开机构了。

第一次见到小胖是在 Meta 经络重构前一天的见面会上，小胖是由奶奶带来的，在开会期间，小胖坐在奶奶边上不停地动，看到桌子上的小零食和西瓜拿起来就吃，笑呵呵的，不停地东张西望说着无关联的话，不知道他要表达什么意思。小胖奶奶介绍说："小胖已经快 8 岁了（6 周岁），睡眠不好，大便也不好，平时情绪特别不好，偏食严重，不吃蔬菜和肉，要求得不到满足就闹情绪，说话时别人听不懂他在说些什么，总是在自言自语。"奶奶还介绍说："小胖有医院开具的孤独症谱系障碍的诊断证明，并且从 4 岁半开始在吉林市不同的康复机构开始接受康复训练和干预，至今效果不明显。"

于教授在给小胖问诊的时候小胖答非所问，不理解问题的含义，全靠小胖奶奶在旁边翻译。他自己的表达也含糊不清，不明其意。小胖体态看起来有些虚胖，胆子有点小。眼睛不聚焦，遇到手机拍照时会躲闪。在会议室来回跑，不和其他孩子一起玩。

小胖第一次进行 Meta 经络重构还是很不情愿的，他害怕 Meta 仪器发出的"嗒嗒"声。几个志愿者和工作人员一起约束小胖才能开展诊调工作，小胖奶奶在旁边安慰他，半小时后，小胖逐渐平静下来了，后半程相对轻松了一些。之后的 7 次诊调小胖不再害怕，很轻松地完成了诊调。第一次诊调后，奶奶一来就说："小胖昨晚睡得特别好。"在诊调 4 次后，小胖发生了很大的变化，每到小芳（和他一起参加公益救助的女孩）诊调期间，小胖就会到小芳的诊调室，拉着小芳的手坐在床边，安慰小芳。在第六次诊调完的午餐时间，小胖奶奶带了鸡肉给小胖，小胖没有吃，而是把鸡腿拿出来放在一边，在餐桌那里等着，看见小芳时把鸡腿拿出来给了小芳，之后一起吃饭。小胖有了主动交流的意识，还能与人分享，喜欢和女孩在一起玩。在诊调结束后的总结会上，小胖奶奶激动地汇报了小胖 8 次诊调以来的变化，非常令人惊喜。调理前，小胖的 CARS 量表评分是 57 分，8 次诊调后小胖的 CARS 量表评分是 27 分。1 个月后，小胖离开了之前的儿童康复机构，去了普通的幼儿园，在幼儿园过渡了 5 个月后上小学了。小胖经过 Meta 经络重构后睡眠得到了持续的改善，逐渐能听懂大人说话了，并有问有答，自己有了想法能表达出来，说话有逻辑了，可以控制情绪了，不无缘无故发脾气了。

2021 年 9 月，开学第一天，奶奶发来视频，视频中小胖自己背着书包，带着饭盒，排着队走进了吉林市船营区的一所小学。家长没有跟读，家长和老师说，孩子反应有一点慢，请老师多给予一点照顾。我们非常欣慰，同时有些担心小胖能否快速地适应校园生活。第一周，小胖在上课过程中有自由走动和站起来说话的现象，老师纠正几次之后慢慢好转；在同学引导下，小胖可以自己去厕所，中午可以与同学一起就餐。前两个月奶奶还是很紧张，怕小胖被学校退学。后来小胖逐渐适应了集体生活，也遵守班级纪律，越来越喜欢上学了，第一学期期末学习成绩均是良好，奶奶也很高兴，寒假还请了数学老师给小胖补课。春节期间，小胖奶奶发来小胖给大家拜年的视频。新学期开学了，小胖奶奶说："小胖很喜欢上学，你和他说啥他都明白，有问有答，读语文课本读得也很流利。"小胖在视频中还对我们说："北京天安门，我想去北京天安门看看。"

小胖后来顺利进入小学一年级第二学期，完全适应了学校和班级的生活，和同学相处得很好。奶奶说："虽然在家有时还挑食（不吃蔬菜和肉），但在学校也都吃了，他喜欢吃鱼和鸡蛋。"小胖长高了，目前二便正常，体重也增加了，性格平和了，不乱动，也懂得听大人的安排了。应该说，小胖已达到了生活自理、行为可控、融入社会的目标。小胖的康复比我们预期的快，调理之后 6 个月，家长就有这么大的勇气和信心把孩子送到了普通学校，而且小胖很快就适应了学校的集体生活，能去学校、上课、课间休息、去厕所、吃午饭、参加集体活动、回家完成作业。近期，我们和小胖奶奶交流时，奶奶说小胖在做数学应用题时，理解能力比别人差一点。

幸运的小胖遇到了万里行活动，遇到了 Meta 经络重构技术，也遇到了有责任心的奶奶，能遵循万里行团队的指导。这些支持让小胖尽早离开了儿童康复机构，来到幼儿园，进入了正常的人际交往环境，为孩子快速康复创造了有利条件。小胖的康复给接受救助的其他孩子树立了榜样，也为我们后来提出的儿童孤独症康复"医教融合"提供了宝贵经验。小胖的案例提醒我们，在 Meta 经络重构之前，"医"是关键，在 Meta 经络重构之后，"养"是关键。家长认知和心态的改变是孩子顺利进入"健康态"的关键，想要打开孩子自闭的空间，要先打开家长自己封闭的空间。

（2）调理师医案记录

调理师：于婷婷

患儿赵某（小名：小胖），男，2014 年 6 月 26 日出生，吉林省吉林市人。2020 年 9 月 10 日，患儿确诊为孤独症谱系障碍。2021 年 3 月 4 日，患儿家长提出康复申请，患儿于 2021 年 3 月 9 日开始进行为期 8 次的 Meta 经络重构干预，干预前后患儿症状表现对比见表 2-2。

截止到 2021 年 3 月 26 日，患儿已顺利完成 8 次 Meta 经络重构，短期内多项生理功能得到明显改善，家长非常满意并认可，CARS 量表评分从 39 分降到 19 分。经过经络分析师对重构后的患儿进行现场健康情况分析，评价治疗有效。经随访，患儿顺利升入小学，目前能

表 2-2　干预前后患儿症状表现对比（小胖）

症状表现	第一次调理前	第八次调理后
行为	1. 多动 2. 运动协调能力差 3. 注意力不集中 4. 受到其他小朋友欺负时不敢有回应	1. 多动减轻 2. 运动能力提高 3. 注意力较之前集中 4. 当玩具被抢时，主动抢回
情绪	极易发怒，哭闹	情绪较之前平稳，当需求未被满足时，患儿可以被哄好
交流	1. 无眼神交流 2. 用手势表达自己的需求，而不是用语言 3. 不与小朋友一起玩耍	1. 眼神交流正常 2. 可以用语言表达自己的需求 3. 主动找其他小朋友一起玩耍，主动与周围的小朋友分享零食
语言	1. 无法准确地用语言表达自己的需求，语言逻辑性差 2. 语言重复	1. 基本可以用语言表达自己的需求 2. 语言逻辑性增强
饮食	挑食，爱吃肉，不爱吃蔬菜	仍挑食
二便	小便正常，大便一日一次	小便正常，大便一日一次
睡眠	正常	睡眠时长较之前增加
其他	基础体温偏低，双侧腋下温度为 35℃	基础体温升高，双侧腋下温度为 36℃

每天自己背着书包、带着饭盒走进课堂，上课、吃午饭、去厕所，日常学习生活能够自理，后就读小学二年级。

3. 芳芳案例

（1）病程记录（万里行志愿者）

2022 年 7 月中旬，作为万里行活动的志愿者，我回到吉林见到了我思念已久的经过公益救助的孤独症患儿芳芳。见到芳芳时，她满脸洋溢着微笑，非常活泼开朗，和同期的经过 Meta 经络重构的几个孩子相互追逐嬉戏，玩得有声有色，忧郁的神情已经无影无踪。

2021 年 3 月 4 日，万里行活动首站来到吉林市，有 7 名孤独症儿童报名参加了为期 10 天共 8 次的 Meta 经络重构技术救助孤独症儿童的活动，芳芳是其中的一个患者。至今我还记得当时第一眼看到芳芳，她的眼神与他人没有交流，忧郁的表情很分明，走起路来有很严重的"内八字脚"。于教授在体格检查时发现芳芳有很重的脊柱侧凸。康复中心负责人告诉我们："芳芳不和小伙伴们互动，情绪不稳定，偏食严重，感觉总是在自己的空间里面出不来。"奶奶告诉我们："芳芳好奇心、动作协调力、握力差，与他人无眼神交流，不能用语言表达需求，只能简单地模仿，挑食而且食量小，大便不能自理，一个月需要使用 2 次开塞露，吃饭还需要家长喂，生活基本不能自理。"

芳芳在第一次经络重构之后走路就稳了，"内八字"步态有非常显著的改善，经过 4 次诊调之后"内八字"步态就基本消失了，芳芳的性格也开朗起来，在后期的诊调期间能看到她的笑容了。她也乐意主动和其他小朋友去互动，还接受小胖坐在调理床旁握着她的手，小伙伴桐桐主动给她擦身上的耦合剂，她也不抵触。摄影师还偷偷地记录下了小胖把鸡腿分享给芳芳，芳芳很高兴地接受分享一起吃午餐的画面。芳芳奶奶在 8 次诊调结束之后的总结会上发言说："感觉到芳芳在 10 天里发生了很大的变化，饮食和睡眠都有显著的改善，好奇心增强，运动能力提高，可以完成户外玩滑梯等活动，生活自理能力提高了很多，能独立穿衣服，主动帮家长做家务。芳芳的脊柱侧凸消失了，走路姿势基本正常，头发有了光泽，面色开始红润。"芳芳的 CARS 量表评分由原来的 43 分降到 23.5 分。

在后来几个月的沟通中，我们得知，芳芳离开了儿童康复中心，转去了一家幼儿园。在芳芳奶奶给我们传来的不同时期芳芳的视频中我们可以看到，芳芳在幼儿园里表现很出色，和小朋友一起玩游戏，可以叫出班级所有小朋友的名字，能准确把东西送到小朋友面前。我们看得出芳芳适应的了幼儿园的群体生活，幼儿园的小朋友也接受了她。

2022年3月，吉林市发生了新型冠状病毒感染疫情，芳芳前期居家隔离了一个多月，后期被送到方舱医院集中隔离。在视频里我们看到芳芳穿着防护服和爷爷一起去方舱医院，这对芳芳是个很大的考验。在隔离期间，芳芳唇部起了水疱，但坚持下来了。奶奶和我们交流说，在这个时期（Meta经络重构后1年左右），芳芳好像一下子就懂事了。

2022年7月，受万里行活动的委托，我们到吉林市回访救助过的儿童，见到了芳芳一家，时隔16个月，芳芳变化很大，吃饭期间芳芳给爷爷倒了酒，给自己也倒了饮料，和爷爷碰了杯。席间和其他几个小朋友互动热烈，一点也没有拘束感，奶奶对芳芳说："这是曲爷爷"，芳芳笑着对曲医生说："曲爷爷好！"

Meta经络重构疗法有没有效果，时间会给出答案。目前芳芳虽然还有一些机构康复教育残留的印记，但将其放在群体里观察已经是个正常的儿童了，只需要熟悉一会就能和小朋友互动起来，能顺利和小朋友一起玩耍，进入状态也很快。奶奶和我交流说，看到了患儿妈妈群里的建议，为了让芳芳休养充分，今年还需在幼儿园过渡一年，家长已经给她报名了小学，2023年入学。能和小朋友一起学习生活，这对孤独症患儿来讲，不就是新生活的开始吗？随着时间的发展，患儿们不断自我修复，这些经过Meta经络重构的患儿迟早可以追赶上正常儿童。

（2）调理师医案记录

调理师：于婷婷

患儿崔某（小名：芳芳），女，2016年1月18日出生，吉林省吉林市人，2020年8月9日，患儿确诊为孤独症。2021年3月4日，患儿家长提出康复申请，患儿于2021年3月9日开始进行为期8次的Meta经络重构干预，干预前后患儿症状表现对比见表2-3。

表 2-3　干预前后患儿症状表现对比（芳芳）

症状表现	第一次调理前	第八次调理后
行为	1. 好奇心差 2. 动作协调力差 3. 生活不能自理	1. 好奇心增强 2. 运动能力提高，可进行多项户外活动 3. 生活自理能力提高，能独立穿衣服，主动帮大人做家务
情绪	暴躁、易怒	情绪基本平稳
交流	1. 基本无眼神交流 2. 无法听从指令 3. 不能用语言表达自己的需求 4. 与周围人基本无交流	1. 眼神交流正常 2. 可以执行指令 3. 可以主动用语言表达自己的需求 4. 主动与周围的小朋友互动，上课时主动配合老师，认真听讲
语言	无主动语言。在家长的引导下，可以模仿简单的语言	有主动语言，词汇量较之前增加
饮食	挑食，喜欢吃香味浓的食物，且食量小，吃饭时需要家长喂	挑食，食量小，可独立吃饭。
二便	二便不能自理。大便 3～4 天一次，粪便形状为球形，每个月家长为患儿使用 2 次开塞露	二便基本可以自理。偶有便秘，家长停止为患儿使用开塞露
睡眠	睡眠良好	睡眠良好
其他	1. 脊柱侧凸 2. 走路时呈"内八字脚" 3. 头发无光泽 4. 面色青白	1. 脊柱侧凸消失 2. 走路姿势基本正常 3. 头发有光泽 4. 面色红润

　　截止到 2021 年 3 月 26 日，患儿已顺利完成 8 次 Meta 经络重构，短期内多项生理功能得到明显改善，家长非常满意并认可，CARS 量表评分从 43 分降到 23.5 分。经过经络分析师对患儿进行现场健康情况分析，评价治疗有效。经随访，患儿已进入幼儿园，与小朋友交流融洽，原来的脊柱侧凸得到矫正，"内八字脚"完全恢复，能参与滑梯、跳绳等多项体育活动。

4. 小倩案例

（1）病程记录（小倩妈妈）

小倩出生于2016年4月，2019年5月经吉林市儿童医院确诊为孤独症谱系障碍，在ABA机构康复了近两年时间。在万里行活动来到吉林之前，小倩的症状主要是：多动，经常来回跑，有攻击行为，经常破坏物品；危险意识差，对危险的食物充满好奇；以跑步为主，很少慢慢走路；情绪上不稳定，暴躁易怒；可以进行简单交流，不听指令，玩游戏时不懂规则，不听家长引导；说话不流利、逻辑性差，说话内容颠倒，说话时丢字，语速快；食量小，痛阈高。

2021年3月，万里行活动来到吉林市，小倩非常幸运地通过申请获得了治疗机会。经过10天共8次的治疗，小倩的多项生理指标得到了明显的改善。CARS量表评分由39分降到27分。8次调理之后，小倩的症状出现了显著的改善：多动减少，可以安静地走路了；步速减慢，跑动减少；与小朋友玩耍没有出现攻击性行为；发脾气的次数减少，发脾气了妈妈也可以将其哄好；可以进行简单交流，能听懂并执行简单指令；会主动找小朋友玩；食量增大，大小便正常了；睡眠时间增加，睡觉时身体会微微出汗；与家人的关系较之前亲密了。

2022年7月，小倩的状态还在进一步好转，小倩在Meta经络重构完半年后离开了特殊教育机构，来到了正常的幼儿园。目前，小倩能听大人的话，会做十以内的加减法运算，和小朋友在一起互动时很友好。在情感上小倩有了一些变化，平时我跟小倩爸爸吵架他都是无动于衷的，现在会帮着我批评他爸爸，会护着我。这是我怀二胎之后发生的变化，还总跟我说以后他会照顾弟弟妹妹，自己有好吃的也会分给弟弟妹妹。

在回访时，小倩和原来特殊教育机构的几个小朋友重逢了。刚见面时小倩有点害羞，一会就熟悉了，在一起互相玩耍，非常快乐，而且有安全意识了。吃饭时，小倩还给大人倒饮料，给小朋友夹菜，和大家一起合影。目前小倩的身高和体重都增加了，看起来更健康。和正常同龄孩子相比，他的理解能力还差一些，表达方式还欠妥。但和他之前的状态相比还是进步很大的，已经可以自己一个人下楼玩耍，不用大人看护了。

2023 年 1 月 29 日：小倩理解能力提升了，最近跟他沟通顺畅很多，他能明白大人的意思了。之前告诉他对错，他会说知道了，但不太懂，现在懂了很多。

小倩在幼儿园和小朋友相处得还可以，他性格比较开朗，愿意交朋友，主要是交流方法总是不恰当。目前和豆豆（一起接受治疗的患儿）在一个幼儿园，很喜欢豆豆。

小倩的饮食和睡眠都很好，不挑食，二便也很好。春节前，我家四口人都感染了新冠病毒，爸爸重一点，总是冒虚汗。剩下三个人症状都比较轻，都是发热一天就好。小倩高热 38.6℃，没有吃药，一天就好了。现在，小倩有了弟弟，他很喜欢弟弟，不让我大声说话，怕吓到弟弟。小倩和爸爸的关系也很好，但是不听爸爸的话。小倩爸爸喜欢逗孩子，有些溺爱他。小倩的弟弟出生之后，小倩爸爸帮我照顾弟弟，就顾不上小倩了，可能他心里不舒服，对爸爸有点反感了。

小倩喜欢在水里玩，还喜欢开车，特别喜欢在拖拉机上模仿开拖拉机。

我已经计划让小倩上学，虽然我还是担心小倩会不适应，但是要向饭团家长学习，要努力尝试。

（2）调理师医案记录

调理师：于婷婷

患儿王某（小名：小倩），男，2016 年 4 月 27 日出生，北京市房山区人，2019 年 5 月 14 日，患儿确诊为孤独症谱系障碍。2021年 3 月 4 日，患儿家长提出康复申请，患儿于 2021 年 3 月 8 日开始进行为期 8 次的 Meta 经络重构干预，干预前后患儿症状表现对比见表 2-4。

截止到 2021 年 3 月 25 日，患儿已顺利完成 8 次 Meta 经络重构，短期内多项生理功能得到明显改善，家长非常满意并认可，CARS量表评分从 39 分降到 27 分。经过经络分析师对患儿进行现场健康情况分析，评价治疗有效。经随访，患儿已离开儿童康复机构，步入幼儿园。

表 2-4　干预前后患儿症状表现对比（小倩）

症状表现	第一次调理前	第八次调理后
行为	1. 多动，经常以跑步为主，很少慢慢地走路 2. 有攻击性行为，经常破坏物品	1. 多动减少，可以安静地走路，步速减慢，跑动减少 2. 与小朋友玩耍时，未出现攻击性行为
情绪	情绪不稳定，暴躁、易怒	发脾气的次数减少，且患儿在发脾气时，可以被家长哄好
交流	1. 可进行简单的交流 2. 不听指令 3. 玩游戏时，不懂规则，且拒绝家长引导	1. 可进行简单的交流 2. 可以听懂简单的指令 3. 主动找小朋友玩耍
语言	1. 说话不流利 2. 说话逻辑差，且说话的内容颠倒 3. 说话时丢字，语速快	1. 说话较之前流利 2. 话多，且词汇量较之前丰富 3. 语速减慢，偶尔有丢字的现象
饮食	食量小	食量增加。
二便	1. 小便正常 2. 大便两天一次	1. 小便正常 2. 大便一天一次
睡眠	睡眠正常	睡眠时长增加，偶尔睡觉时身体发热，少量出汗
其他	痛阈高	痛阈高，与家长的关系较之前亲密

5. 豆豆案例

（1）病程记录（豆豆姥姥）

豆豆，2017 年 5 月 30 日出生，出生时身长 54 cm，体重 3.75 kg，各项身体指标正常。豆豆出生后妈妈奶水不足，20 天后开始加喂奶粉，满月时体重 7.2 kg。3 个月时，豆豆长出第一颗牙，会翻身；7 个月会坐、能爬，水放地垫上自己能爬着去喝；10 个月时会叫爸爸、妈妈；11 个月时能站立；12 个月扶着东西可以走。这期间豆豆能吃、能喝、能睡（晚上很少醒），小便正常，大便偏干，不爱哭闹，手的抓力和脚的蹬力都很好，眼睛会追随移动的声音，自己可以从沙发上下来，逗他玩他会兴奋地大声笑，变着花样地爬。

豆豆在 1 岁半时才会走，走得不稳，经常摔跤，去游乐场和幼教中心不喜欢和小朋友玩，喜欢摆弄玩具，不敢玩场所中的登梯、钻洞、蹦床等，胆子小、协调能力差；进水上乐园他不敢下水，家长抱着他下水时他会紧紧抓着，浑身僵硬，一直哭。一次，豆豆发热到41℃，贴了退热贴，喝了感冒药，2 天就好了。14 个月时发热 39℃，贴了退热贴，但药没喂进去，退热后吃了饺子，身上起了疹子，3 天才好。18 个月时也发热到 40℃，灌肠退热。平时豆豆很少哭闹，爱自言自语，白天口水很多，晚上没有口水。

豆豆快 3 岁的时候，我感觉他变了，爱哭闹、发脾气，不爱回答问题，会的古诗词和儿歌也不爱背了，见人哭闹，不打招呼，也不让大人间说话聊天，想要做什么必须马上做，否则就会哭闹，有时摔玩具、撕书。不爱吃饭，大便、小便不能自理，大便干硬，时常流口水。

2020 年 7 月 18 日，豆豆于吉林市儿童医院被诊断为孤独症（智力发育迟缓）中度。我们查阅了大量资料，也进行了专业咨询，都没有找到好的办法。同年 7 月 27 日，经朋友介绍，我们带豆豆来到吉林市普仁中医院儿童康复中心，开启了为期一年多的 ABA 训练。

第一天上课，第 1、2 节课豆豆都很配合也不哭闹，从第 3 节课开始，豆豆不想进教室，由妈妈陪着上完了第 3、4 节课。第二天，我们问他去不去上课，他说去，就这样，豆豆成为了康复中心里出勤率最高的小朋友，并两次获得了中心颁发的满勤奖状。豆豆的笑容又回来了，每天都挺高兴的，喜欢所有老师，课间喜欢抱老师的大腿，认知没有明显的进步，但学会了一些规矩，能和老师问好；说话吐字不清，不能准确表达，没有主动语言，会短句复述；在手工课上学会了串珠、系纽扣、拉拉链等生活技能；在集体课中互动配合不好，不和小朋友互动，但他喜欢随音乐摇摆，但记不住歌词；经过 PT 和感统训练，豆豆可以自己上下楼。这期间豆豆不爱吃饭，大便特别干，常常一周左右大便一次，食疗、按摩、服用乳果糖都不能缓解，不得已用过三四次开塞露。

2021 年 3 月 5 日，期待已久的万里行活动首站来到吉林市，我们激动和兴奋的心情无以言表，听完于教授的介绍，我充满了信心。第一次治疗，豆豆配合得还不错，治疗结束，豆豆安静地坐了约 10 分钟，这是不常有的安静。第二次治疗后豆豆就排便了，大便一半是软的，治疗第一周大便 3 次，后 2 次为软便，治疗结束时已经为香蕉便，能吃能睡。第二次治疗后，豆豆有了主动语言，吃东西时，豆豆妈妈说别弄地上，他说掉地上就不能吃了。豆豆爸爸唱歌时，他就随着节奏摆动，偶尔还能唱两句。

治疗后第一个月，豆豆吃饭一直不错，大便总体正常，有一次是第 5 天时自己排的；晚上睡觉比之前晚了近 1 个小时，早上起床晚了半个小时，睡眠一直正常；前三周情绪平稳，近一周偶尔发脾气，有时感觉是哪不舒服，有时是有需求，有时是无名地发脾气。天气变暖了，豆豆在外面跑的时候多了，上下楼不让牵手要自己走，语言表达能力有点提高但幅度不大。

治疗后第 2 个月，豆豆有些暴躁，爱发脾气、咬手，不喜欢听大人的话，喜欢按自己的方式玩，睡前不听故事，一周不睡午觉，不爱吃饭，腹泻一次，没吃药就好了。4 月 13 日，豆豆开始眼睛不舒服，总翻白眼，用力挤眼睛，有时就自己睡着了，去医院也不配合，用了几次滴眼液，十几天才好。两周后老师说豆豆上课很安静，听指令比较好，手眼协调有较大的进步，情绪稳定了很多，上课注意力也有提升，说话清晰度有提高，主动语言多了，喊他有时他能回应了，会自己踩着椅子上餐桌，站在餐桌上够架子上的零食吃。球滚进蹦床下面，他能匍匐着爬进去把球拿出来。飞碟飞到棚顶落到沙发上又掉到窗帘下，他快速跑过去爬到沙发上看没有，又绕到窗帘和沙发空隙中，找到了飞碟。飞碟飞到花盆后他也能移开小车，到花盆底部取出飞碟，孩子进步了很多。最后一周，豆豆学会自己找食物了，语言表达清楚了一点，和大人互动得多了，要求也多了，需求不能被及时满足就发脾气，一不顺意就发脾气，爸爸妈妈在家时他的脾气更大，手脚热、口水多。

5 月 6 日，豆豆半夜发热到 39.2℃，过了 24 h，体温才降下来。第二天，豆豆早上醒来，体温降了下来，这一天孩子食欲不佳，吃得不多，精神好，走路有些摇晃。

治疗后第 3 个月，豆豆需求多了，想要的东西拿不到就拉着我去，能进行日常语言表达，能主动和老师亲近，有一次豆豆问爸爸："妈妈呢？"，这是之前没有过的。流口水的症状消失了，大小便还需要提醒，偶尔会尿裤子、拉裤子，午睡好一点；能做些家务，如择菜、洗菜，会穿套头衣服、穿鞋子。在此期间豆豆有个突破性的进步，之前一直不敢下水，现在可以在水里玩耍了。

治疗半年后，豆豆吃、喝、睡都很好，大便干燥有所好转，偶尔会便在裤子里,春天时小便自我控制得还不错,夏天偶尔会尿裤子,秋天常常尿裤子。生活自理能力方面,治疗后豆豆很能吃,且能用儿童筷子、勺子,但不够灵活,接受常见的食物,拒绝陌生的食物,需要引导尝味,吃东西时爱玩,由饿了闹,到饿了要;喝水时能自己开瓶;零食可以自取自开,找不到的会请大人帮忙拿。衣、裤、鞋、袜、帽基本都能穿脱,顺滑的扣子和拉链也能自己扣好或拉好,能一步一阶地上下楼,会双腿跳(治疗前不会),手指灵活很多,走在街上、过马路、逛商场、上扶梯都会主动抓紧大人的手(以前要人拉他),到小区附近,会立刻松开手奔跑。忍耐力差,不如愿时会咬胳膊、咬衣角、掐脸、踩自己的脚、跪地、坐地、躺地,没有人理他,自己一会儿就好。近3个月爱拍人、敲桌子,吃饭时拍别人胳膊,用勺子敲桌子,用拍打的方式与人玩耍,力气很大。

9—10月,豆豆去了2个月的幼儿园,每天上学和放学都很高兴,吃、喝很好,开始时偶尔尿裤子,10月,豆豆只有一天没尿裤子,有时一天尿两次裤子。豆豆在幼儿园和小朋友互动不多,我有些担心,就退学了。我们带孩子去长春市儿童医院做检查,未见异常,明确不是智力发育迟缓。

Meta经络重构一年后,豆豆长高了,身体也强壮了,能吃能喝、能跑能跳,并且生活能自理了。自己解决不了的事还会求助,会做简单的家务,择菜、洗菜、洗手绢、扫地、擦桌子、擦地、收拾玩具,脱下来衣物都能折叠好放到指定位置。在儿童康复中心能和老师们打招呼,能记住老师的姓名和职务,自己能把鞋摆放好。豆豆上下楼走得很稳,能说出下节课的老师是谁,能找到教室。在外面要小便会告诉大人,在家会自己去卫生间,大便规律;会用功能筷子吃饭,吃零食、喝水、喝酸奶一般都可以自己完成,流口水少了。豆豆喜欢唱歌,能唱《小燕子》《找朋友》《丢手绢》《新年好》等。好奇心增强,喜欢翻抽屉、柜子，原来需要家长拿玩具给他，现在他可以自己找玩具。我做完饭，喊一声："吃饭了"，豆豆会第一个跑来坐在他的椅子上，我说："叫他们吃饭"，他就会去把姥爷领进来，我问："还缺谁？"他又跑出去把爸爸妈妈拉过来，还说："吃饭了"。在吃饭过程中，他站在我边上想吃我的，我说："回去自己吃"，这时豆豆妈妈坐在他的位置，他站在妈妈身旁说："我要坐椅子"，将妈妈赶走了，豆豆现在可以理解家长说的话了。

（2）调理师医案记录

调理师：于婷婷

患儿李某（小名：豆豆），男，2017年5月30日出生，吉林省吉林市人，2020年7月28日，患儿确诊孤独症，2021年3月4日，患儿家长提出康复申请，患儿于2021年3月8日开始进行为期8次的Meta经络重构干预，干预前后患儿症状表现对比见表2-5。

表2-5 干预前后患儿症状表现对比（豆豆）

症状表现	第一次调理前	第八次调理后
行为	1. 多动，经常来回跑动 2. 运动协调能力差。	1. 多动的行为减少 2. 运动及协调能力提高，爱跑爱跳
情绪	脾气暴躁，经常摔东西	情绪基本平稳，偶尔发脾气
交流	1. 与人无眼神交流 2. 不与小朋友一起玩耍，经常与玩具说话，用哭闹表达需求	1. 眼睛有神，且与人对话时有眼神交流 2. 可以在家长的引导下与别人打招呼，可以与周围人一起玩耍
语言	1. 吐字不清 2. 自言自语多，语言重复且无实际意义	1. 吐字较前清晰 2. 自言自语多，内容基本为平时听到的大人说过的话，语言模仿能力提高
饮食	1. 挑食 2. 食量时大时小 3. 饮水量小	1. 仍挑食，但偶尔可接受之前拒绝吃的食物 2. 食量增加 3. 饮水量正常

续表

症状表现	第一次调理前	第八次调理后
二便	1. 小便正常 2. 大便干燥，3~4天排便一次，粪便的形状为球形，色黑。当5天未排便时，需要家长使用开塞露帮助排便	1. 小便正常 2. 大便2天一次，便质正常，且粪便形状由球形变为条形
睡眠	入睡困难，入睡前哭闹	睡眠质量佳
其他	患儿经常流口水	患儿流口水现象减轻

截止到2021年3月25日，患儿已顺利完成8次Meta经络重构，短期内多项生理功能得到明显改善，家长非常满意并认可，CARS量表评分从42分降到33.5分。经过经络分析师对患儿进行现场健康情况分析，评价治疗有效。经随访，患儿生活自理能力提高，身体运动能力增强。

6. 桐桐案例

患儿李某（小名：桐桐），男，2016年11月22日出生，吉林省舒兰市人，2020年8月20日，患儿确诊为孤独症。2021年3月4日，患儿家长提出康复申请，患儿于2021年3月9日开始进行为期8次的Meta经络重构干预，干预前后患儿症状表现对比见表2-6。

截止到2021年3月26日，患儿已顺利完成8次Meta经络重构，短期内多项生理功能得到明显改善，家长非常满意并认可，CARS量表评分从52分降到39分。经过经络分析师对患儿进行现场健康情况分析，评价治疗有效。经随访，患儿已正式步入幼儿园。

（桐桐调理师）

表 2-6　干预前后患儿症状表现对比（桐桐）

症状表现	第一次调理前	第八次调理后
行为	1. 多动，甩手的动作较多，难以安静地坐下来，平稳地走路少，以跑、跳为主 2. 无缘由的尖叫	1. 仍多动，经常低头看手，无法长时间安静地坐着 2. 经常尖叫
情绪	无缘由地哭闹	情绪较之前平稳，发脾气的次数减少
交流	基本无交流，见到人时躲避	开始关心周围的事物，主动亲近其他小朋友，在呼叫患儿的名字时，患儿有应答
语言	无自主语言，且模仿语言少，最多两个字	语言模仿能力增强，做多可以说 4 个字；偶尔主动用语言提出要求；患儿开始喜欢唱歌
饮食	以喝奶为主，有时吃面条，偶尔吃米饭，不吃任何蔬菜	喝奶量减少，仍不爱吃米饭，吃面条的量较之前多
二便	小便正常，大便干燥，排便困难	小便正常，大便 2 天一次
睡眠	睡眠质量一般，有时睡觉时长为 5 h，有时睡眠时长为 15 h	睡眠质量提高，睡觉较之前安稳
其他	1. 走路姿势异常，"内八字脚" 2. 与爸爸关系一般，无亲近行为 3. 眼睛向斜上 45° 方向斜视	1. 走路时内八字脚的程度较之前减轻 2. 与爸爸关系较之前亲密 3. 眼睛向斜上 45° 方向斜视

7. 轩轩案例

患儿耿某（小名：轩轩），男，2016 年 12 月 29 日出生，吉林省吉林市人，2019 年 11 月 1 日，患儿确诊为儿童孤独症。2021 年 3 月 4 日，患儿家长提出康复申请，患儿于 2021 年 3 月 9 日开始进行为期 8 次的 Meta 经络重构干预，干预前后患儿症状表现对比见表 2-7。

截止到 2021 年 3 月 25 日，患儿已顺利完成 8 次 Meta 经络重构，短期内多项生理功能得到明显改善，家长非常满意并认可，CARS 量表评分从 45 分降到 27 分。经过经络分析师对患儿进行现场健康情况

表 2-7　干预前后患儿症状表现对比（轩轩）

症状表现	第一次调理前	第八次调理后
行为	1. 多动，喜欢蹦蹦跳跳 2. 有咬人、打人等攻击性行为	1. 仍多动，喜欢蹦蹦跳跳 2. 在生气时，偶尔出现咬人的现象
情绪	暴躁，易怒，偶尔突然大笑	情绪较之前平稳，发脾气的次数减少
交流	1. 可以与家人进行简单的交流。不与其他人交流 2. 指令的完成度差	1. 可以与除家人外的人进行简单的交流，主动亲近男性 2. 对于喜欢的事请，患儿可以完成指令
语言	词汇量小，最多说 2 个字。基本为模仿的语言，无主动的语言	词汇量较之前大，最多可以说 4 个字。语言模仿能力提高
饮食	挑食，吃的食物种类少	挑食，喜欢喝牛奶
二便	小便正常，大便 2～5 天一次	小便正常，大便 1～3 天一次
睡眠	睡眠质量佳，偶尔半夜醒一次	睡眠质量佳，夜间未醒
其他	面色青黑	面色偏黄

分析，评价治疗有效。经随访，患儿已正式步入幼儿园。

（轩轩调理师）

8. 小鱼儿案例

（1）病程记录（小鱼儿妈妈）

Meta 经络重构之前，小鱼儿眼神涣散，与他人目光对视较少；行为刻板，多动，对动感的音乐感兴趣，自言自语，在人为干扰下都很难停下，且所说的内容基本为动画片里的内容，吐字不清。语言只停留在需求表达上，几乎没有主动语言；在新环境中焦躁，对声音敏感。只有在受伤大哭的时候小鱼儿才会找妈妈寻求安慰，对妈妈缺乏依恋，更不用说爸爸了；饮食、睡眠一直都正常，不接受没吃过的食物。

2022 年 7 月 22 日，小鱼儿开始接受 Meta 经络重构，之后 3 个月的情况如下。

外貌体征方面：①眼白清澈了许多，眼神明亮了。②治疗之前牙齿经常晃动，一段时间就掉了，换了 6 颗牙，门牙不能咬太坚硬的东西，现在没有牙齿松动、掉落的情况。③背部仍然有蒙古斑，但是颜色变淡了，轮廓不清晰了。

语言行为方面：①说话、呼喊的声音明显变大了，小鱼儿在门口喊爸爸，从单元门外都能听到。②口齿清晰一些，发音中的舌根音明显好很多，"年"这个字以前是说不好的，现在可以说好了。③小鱼儿察言观色的能力进一步加强了，能够说出妈妈的预判。例如：早起洗漱好，她会说："喝一口水，再喝一口，吃饭了。"④小鱼儿会在睡前要求按摩，然后要求讲故事，而且能够安静地听故事。小鱼儿是从 9 月 19 日开始要求爸爸妈妈讲故事的，现在基本上听完故事就睡着了。⑤吃饭时遇到她爱吃的，或者心情好，会说"好好吃！"⑥依旧存在自言自语的现象，上课自言自语的时间比治疗前少了很多。治疗前有斜眼上瞟的行为，现在没有了，只是偶尔会用余光看，像是在思考。⑦不再要求坐母婴店里的摇摇车了。治疗前，小鱼儿每次路过摇摇车都必须进去坐。基本不看两三岁小孩玩的东西了，不再那么喜欢玩小区的滑梯了。

情感交流方面：①小鱼儿对爸爸非常依恋，如果我们在外面玩，爸爸临时有事离开一下，没有带着她，她就会非常生气，如果事先告诉她爸爸干什么去了，多长时间会回来，她就不会生气，而是在原地等着爸爸。②小鱼儿要是想念谁了，就会念叨："舅妈、舅妈"。治疗前她可能也有这种表达，只是表达得不清晰，而且我们没有注意。③不会上去抢其他小朋友的东西了，而且还会说"那是别人的，不能拿"。如果实在好奇想玩一下，她也知道要放回原处。④如果爸爸妈妈站在水边，她就会很担心，硬拉着爸爸妈妈，把他们拉到安全的地方，这个行为在治疗前是没有的。

其他方面：①脾气比以前大了好多，遇到不顺心的事就会发脾气。②从 Meta 经络重构治疗结束到目前没有发热。8 月 9 日下午，小鱼儿腹泻 4 次，晚上喝了淡盐水、橙汁，第二天就好了。9 月 21—24 日没有大便，按照于教授的指导，为小鱼儿推大肠经后顺利排便。10 月 4 日开始每日排便，而且大便成型，排便顺畅。治疗之前她都是隔一天大便一次，大便前段偏硬的。③绘画时的逻辑性、耐心、完成度都明显增强。

（2）调理师医案记录

调理师：于婷婷

患者陈某（小名：小鱼儿），女，安徽合肥人，2022 年 7 月 18 日开始接受治疗，干预前后患儿症状表现对比见表 2-8。

表 2-8　干预前后患儿症状表现对比（小鱼儿）

症状表现	第一次调理前	第八次调理后
行为	1. 行为刻板。多动，喜欢跑、跳。对动感的音乐感兴趣，来诊时，喜欢看动画片，并喜欢哼唱里面的歌曲，并跟随旋律跳舞、拍手	喜欢跑、跳。外出时紧紧跟随爸爸。会主动观察周围的环境
情绪	对声音敏感。在新环境中焦躁	在陌生环境中焦躁
交流	1. 无眼神交流，眼睛经常看向斜上方 2. 对指令无反应	1. 与家长的眼神交流明显增多。眼睛向斜上方看的次数明显减少 2. 主动关心爸爸妈妈，为爸爸戴口罩
语言	自言自语较多，说的大多为动画片的内容。吐字不清	自言自语的次数减少。主动语言增多。说话较之前清晰
饮食	挑食，不接受之前未接触过的食物	主动尝试之前不接受的食物，如大蒜
二便	大便 2 天一次	大便 1 天一次
睡眠	睡眠质量佳	睡眠质量佳
其他	背部多处淤青	背部淤青颜色变浅

截止到 2022 年 7 月 28 日，患儿已顺利完成 8 次 Meta 经络重构，短期内多项生理功能得到明显改善，家长非常满意并认可。经过经络分析师对患儿进行现场健康情况分析，评价治疗有效。经随访，患儿生活能自理，刻板行为减少，与爸爸妈妈相处亲密。

二、万里行宁波站案例

1. 小米粒案例

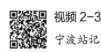
视频 2-3
宁波站记录

（1）病程记录（经络调理师）

2021 年 5 月 17 日，万里行团队对宁波的 4 名孤独症儿童进行了公益救助。4 岁的小米粒通过筛选，得到了公益救助名额，进行为期 10 天的 Meta 经络重构治疗。

治疗前一天我们见到了小米粒的妈妈，妈妈说："我非常焦虑和着急，小米粒已经 4 岁 2 个月了，在培训学校接受认知能力训练已有 8 个多月，老师反映小米粒非常难教，学东西特别慢，有注意力不集中等各种问题，而且还有一些特别的行为，如自言自语、摇头、玩手、急躁，容易大吼大叫，生气时还会打自己的头；在语言上也只是简单地提需求和仿说，没有主动的社交性语言；习惯性躲避别人的目光，不看人；睡眠更是一个大问题，入睡困难，平均 1 个小时以上才能睡着，半夜经常会惊醒，满床打滚，甚至经常掉到床下；怕各种噪音，比如吹风机、烘干机（在公共场所看到别人用，会躲在我们身后或者跑开）、吸尘器、烟花爆竹的声音；不会与人交流和玩耍，到人多的地方就迅速跑开、尖叫；非常好动；对任何东西都不感兴趣，也不愿尝试。这些问题一直困扰着我们，我们一直都在做各种检查和干预，结果却并不令人满意。"

第一天，万里行活动组委会开会，小米粒给人的印象正如小米粒妈妈描述的那样：坐不住，也不和人互动、交流，双手在眼前晃动，爱往僻静处跑，兜转，眼神忧郁。于教授和他交流时，他不予理睬，体格检查时看到小米粒少阳经区域曾有烫伤，后背膀胱经和督脉区域皮肤色青。

小米粒妈妈说："记得第一次治疗的时候，我特别担心他会特别激动，再加上机器的"嗒嗒"声，担心他会大吼大叫，于是让小米粒爸爸也一起陪着。没想到看到这么和蔼可亲的爷爷、奶奶、叔叔阿姨们，小米粒的表现特别棒，很配合经络调理师的工作，还对于教授、曲医生喊"爷爷"，并且在第一次治疗完就主动跑到于教授怀里让他抱。

小米粒第一次治疗没有出现太大的不适，在小米粒爸爸的安慰下很快就能配合了，对机器的声音也没有过激的反应。因为小米粒是第一天治疗的首位患儿，万里行活动的几位专家在治疗快结束时一起来看小米粒，看到小米粒后背皮肤色青似花蝴蝶状，专家们讨论了经络瘀阻和病症的内在关系。结束后，小米粒在没有任何人提示和引导的情况下，来到于教授面前喊"爷爷"，张开双手示意要抱抱，脸还紧紧地贴在于教授的胸前，眼神里充满忧郁和悲伤。小米粒好像知道我们在帮助他。

小米粒妈妈说："在治疗的时候，曲医生建议买一个鼓给小米粒玩。第三天调理完，小米粒对鼓产生了兴趣，爸爸示范后，小米粒就会慢慢地、有节奏地敲鼓了，这个细微的变化，让我们感到惊讶和兴奋。随后几天，我们发现孩子睡觉安稳了，半夜再没有醒，这让我们看到了希望。"

小米粒妈妈近期发来信息说："现在 10 个月过去了，小米粒有了很大的进步。在 Meta 经络重构后两三个月我就发现他有了不小的进步，学东西很快。老师对我说，之前教小米粒教得都想放弃了，随后又看到了希望。小米粒自言自语的次数也少了很多，偶尔想到动画片里的场景会重复一下，现在自己玩的时候有时还会哼着小调，焦虑时虽然还会晃手，但相比之前次数少了很多。平衡能力比之前好了很多，学自行车时，我们帮了他两三次他就可以自己骑了，现在已经骑得很好了，而且有了安全意识，知道避险；漫无目的地跑动也很少出现了，现在是有目的、开心地跑；可以拉着我的手和我一起走，可以跟在我和爸爸后面一起走；能听懂的话越来越多；在不愿意等待或有需求没有被满足时，只要和他慢慢解释，他还是可以接受的；自己会主动地找玩具玩，并且碰到喜欢的玩具可以玩半小时以上；在家里会主动地选择和爸爸或妈妈一起玩、一起睡，需求越来越多，已经有意愿和其他小朋友一起玩了，但是还不太会与小朋友互动，需要爸爸或妈妈辅助；在家里生活自理能力也比之前好了很多，可以自己穿衣服和鞋，自己刷牙，自己吃饭等，这一系列的进步都让我们感到开心和幸福。目前小米粒已经回上海，上了一所公立幼儿园，主要以玩和运动为主，在班级里可以和同学们一样玩，可以听老师的指令。我们一定会给他足够的爱和自由去滋养他的心智，陪伴他慢慢地长大。"

小米粒的案例给了我们很多启示。我们在策划宁波站救助活动时特意选择了一个非 ABA 的培训学校，在 Meta 经络重构之后让孩子们自然休息 1 个月，之后再回到培训学校接受提高认知能力的训练，这样就可以回避边救助边在 ABA 机构进行康复训练的误区。经过相关治疗实践我们发现，治疗后休息 1 个月就进行训练的效果没有治疗后充分自然休息 6 个月乃至更长时间的效果好。自然休息充足，在没有压力的环境下，患儿进步空间更大。培训学校后期果断地降低了几个患儿的学习压力，给了他们更多自由、宽松的空间，几个患儿的康复速度明显加快。实践证明，孤独症治疗的环境因素至关重要。

Meta 经络重构治疗完成之后，家长要放松心情，不再纠结于孩子现有的状态和"别人"的评价。看患儿的变化可以先观察孩子的眼睛，如果看到他神采飞扬、意气风发了，那就是健康态的反映。其他生理问题（睡眠障碍、偏食、肺气虚弱、二便不利）的改善需要静等身体启动自我修复程序，需要时间。具体恢复时间要根据每个患儿的生理基础确定。

患儿在 Meta 经络重构后精气神的变化是我们判断他（她）康复前景的依据。孩子综合能力的提升和自主应变能力的显现至关重要，而不是关注其某一项技能的变化。很多家长经常会关注孩子在某个具体的技能上好不好、会不会、熟不熟，而忽略了孩子在完成 Meta 经络重构之后是否在各种场景下可以随机应变和应景发挥。同样是记忆一个词组，原来是机械地记忆，现在是应景反应地记忆，这就是他认知逻辑的主动生成。这种主动应对行为出现了，希望就有了。这种能力不是一对一行为干预能培训出来的，行为干预可以让孩子记住很多语句，但离开了那个场景就会变异，因为孩子生理系统的综合处理能力还不能支持他心神的应景反应，生理的"精华"不够，气血的"能量"不能支持心和脑处理过多的信息，没有神（心）的综合涌现能力，也是我们常说的不能"心领神会"。

在患儿生理没有能力的前提下，大脑接收太多的信息反而弊大于利。尤其在和孩子沟通交流的时候，孩子不舒服会有表达的需求，不会说话，就只能用其他方式，如果父母和他人不能理解，孩子就可能会尖叫、乱发脾气，出现各式各样的怪异行为。

（2）调理师医案记录

调理师：于婷婷

患儿张某（小名：小米粒），男，2017 年 3 月 27 日出生，安徽省六安市人，2020 年 8 月 20 日，患儿经复旦大学附属儿科医院确诊为孤独症。2021 年 4 月 29 日，患儿家长提出康复申请，患儿于 2021 年 5 月 17 日开始进行为期 8 次的 Meta 经络重构干预，干预前后患儿症状表现对比见表 2-9。

　　截止到 2021 年 5 月 26 日，患儿已顺利完成 8 次 Meta 经络重构，短期内多项生理功能明显改善，家长非常满意并认可，CARS 量表评分从 33 分降到 25 分。经过经络分析师对患儿进行现场健康情况分析，评价治疗有效。经随访，患儿在培训学校接受训练，上课时能主

表 2-9　干预前后患儿症状表现对比（小米粒）

症状表现	第一次调理前	第八次调理后
行为	行为刻板。多动，经常来回跑动，双手交叉，喜欢看手	来回跑动，双手交叉，看手的次数减少。去超市时，可安静地等待
情绪	1. 脾气暴躁。当环境陌生或者嘈杂时，患儿紧张 2. 对声音敏感，在听到如烘干机、吹风机的声音时发脾气	1. 情绪较之前稳定 2. 可以接受烘干机、吹风机等的声音
交流	1. 眼神忧郁且无神 2. 可以简单地表达自己的需求。在家长的要求下可与家长进行做的肢体游戏	1. 眼睛较之前有神 2. 能主动表达自己的情绪及要求。主动与家长做游戏，主动学习打鼓、轮滑
语言	1. 语言无逻辑，可以简单地用语言表达要或者不要，自言自语多 2. 语言重复，反复从 90 到 100 数数	1. 自言自语减少 2. 语言重复减少，可以清楚地表达自己的需求
饮食	挑食，不喜欢吃蔬菜及较硬的食物。拒绝以前没吃过的食物	仍挑食，但是可以接受少量的蔬菜，且可以尝试香蕉等之前不接受的食物
二便	小便正常，大便 2 天一次	二便正常
睡眠	睡眠时长为 9～10 h，入睡速度慢，入睡时间为 30 min 至 1 h	睡觉时较安稳，入睡速度较之前快
其他	1. 背部皮肤发青，呈斑块状分布 2. 拒绝肢体接触	1. 背部的皮肤颜色变浅 2. 主动要求大人抱

动配合老师，运动的力量及协调能力均明显提高，现已步入幼儿园。

2. 汤圆案例

（1）病程记录（万里行志愿者）

2021 年 5 月 17 日，万里行团队接受培训学校的邀请，由中国宋庆龄基金会捐助，为宁波的 4 名孤独症儿童进行公益救助。5 岁的汤圆由培训学校筛选推荐，得到万里行活动的名额，接受了为期 10 天的 Meta 经络重构治疗。

我们在 5 月 17 日见到了汤圆，在和家长的沟通交流会上，汤圆由爸爸抱着坐在后面，影像记录显示汤圆自言自语，手不停地抠鼻子，时不时地大喊一下，在爸爸怀里挣扎，安静不下来。

汤圆妈妈在交流过程中说："汤圆已经经历了 1 年多的康复训练，有进步，但还不足以让我们家长欣慰。虽然可以说话，能简单表达需求，但大部分都停留在仿说阶段（四字短语）。几乎不会主动的社交性语言，眼神对视不好，常躲避别人的目光。睡眠质量差，入睡慢，起床早，睡觉期间会醒多次。"

汤圆妈妈说，汤圆偏食严重，拒绝尝试没吃过的食物，抗拒一切嘈杂声音，比如吹风机、理发器、烟花、广场舞的声音，在人多的地方会逃避。在户外或者游乐场只喜欢一个人玩，有小朋友靠近时会马上走开，偶尔会跟着大一点的男孩子玩，但仅限于看着，不会参与互动。汤圆在和爸爸妈妈出门时，极少数时候能够听指令跟着慢慢走，大部分时候只要看到感兴趣的事物就会跑动，不顾及周边环境是否安全。汤圆对身边的事物极少有兴趣，似乎世间万物都与他无关。别人跟他说话时，他就像没有听到，除非排除掉周围环境的干扰，和他面对面说话。自理能力较差，吃饭、穿脱衣服、穿鞋等都需要辅助。无社交边界感，看到想要的东西就直接拿，所以我们带他出门会格外紧张，稍不留神就会给别人带来不便甚至困扰。

第一次治疗时，汤圆有些排斥，但在妈妈的安慰下可以顺利接受治疗。治疗期间，汤圆不断地自言自语，半小时后逐渐接受了 Meta 设备发出的"嗒嗒"声，紧张情绪也逐渐缓解，在之后的几次治疗中，汤圆可以和经络调理师互动了，可以自己进治疗室脱衣服并接受治疗。治疗 4 次后，汤圆就已经能和大家互动了，眼神有了显著的变化，睡眠质量改善明显，饮食也有了改善。

汤圆妈妈反馈说："2021 年 5 月 17 日，我第一次接触了万里行活动，简短的开幕式对于汤圆来说无比煎熬，中途数次离开座位捡玩具。汤圆平稳地完成了治疗，那些天让我们感受到了轻松、和谐、被包容、被接纳的氛围，可能孩子可以更敏锐地感受到这个氛围，所以处处表现出惊喜。"

汤圆妈妈告诉我们："治疗到一半时，汤圆在回家的路上突然蹲在地上观察起小蚂蚁，从这以后他似乎越来越关注外界，开始了与这个世界的接触。现在出门玩，他在奔跑前会主动告知去向，比如：'去买薯条''我要荡秋千''我要去超市'。在他跑动的时候，我提醒他慢一点，他会有回应。虽然汤圆还不会和同龄孩子互动，但会在旁边观察了，会尝试参与玩耍。汤圆对家长指令的反应明显变好了，现在和他交流比较顺畅，比如我说'睡觉吧'，他就会放下玩具或者关掉学习机，再关掉书房的灯，拉着我进卧室。有时我说'我们去玩沙子吧'，他就会换好鞋，拿上挖沙工具在门口等我。汤圆自学了很多首儿歌，基本能表达自己的需求，和家人间的交流几乎无障碍。可以自己穿脱鞋、衣服。汤圆虽然有时候还会发脾气，或者莫名其妙地哭泣，但基本都是正常情绪的表达。睡眠质量还是较差，依旧存在挑食的情况。汤圆在 Meta 经络重构后出现了 3 次低热，在专家的指导下，我们没有用药，几次发热汤圆都自然恢复了，恢复之后的汤圆又进步了很多。"

近期得知，汤圆偶尔还会出现低热，基础体温还在恢复。汤圆感兴趣的事物变多了，户外活动丰富了，他尤其喜欢观察小动物，喜欢玩水，去河边会很有耐心地观察别人钓鱼，可以在游乐场嘈杂的环境里体验游乐项目，和小朋友在家互相嬉戏，做拼图游戏的难度增加了，涂画的能力提高很快。在运动方面，双手胯下拍球动作非常协调，速度很快。手上的怪动作没了，抠鼻子的行为不见了。

根据汤圆近期的评价结果，他已经摘掉了孤独症的"帽子"，从"疾病态"一步步跨越了"非疾病态""非健康态"，已经过渡到了"健康态"的初期，从经络重构、经络康复、生理心理康复阶段进入到健康状态。从收到的信息和影像资料来看，汤圆爸爸妈妈的耐心给予了他很大的帮助，汤圆每次出现不配合和不适应的情形时，汤圆爸爸妈妈都会耐心地讲解和示范，汤圆妈妈能很好地遵守和执行专家团队给予的建议。Meta 经络重构完成后，在团队的建议下汤圆休息了1个月，之后回到了培训学校继续接受"视听动"的能力提升训练，学校逐步增加难度后，汤圆出现了抵触情绪，整体的恢复状态和其他的患儿相比稍差一些。学校随即调整了方案，降低了学习难度，汤圆的压力降低了，近期的恢复有明显提升。家人和学校给予汤圆的优化环境是汤圆恢复进入"健康态"初期的重要因素。

（2）病程记录（汤圆妈妈）

治疗后，一次全家人吃饭，汤圆观察到爸爸缺席，会主动叫爸爸起床吃饭；妈妈起床时，汤圆会为妈妈准备眼镜。汤圆在饥饿时会主动要求吃东西，但是挑食严重，每餐基本上吃一碗米饭加上几块肉。喜欢吃瓜子、松子、豆子、核桃，不喜欢吃蔬菜。睡着后会喊妈妈，比白天喊的次数多。一次，汤圆玩抓娃娃机，自己抓了一只玩具小熊。春节期间回老家，汤圆第一次见到铁烤火盆，他担心大家被烫到，不让任何人靠近。吃水果时，汤圆会主动和玩具企鹅一起分享。在家时，汤圆会主动要求画画。出门玩时，口罩松了自己可以重新戴好。一次，汤圆看到了无人机，知道只有在无人机主人在的情况下才能靠近。后来，汤圆还学会了一个新技能——用勺子打苍蝇，而且可以打中，我和汤圆爸爸十分欣喜。

（3）调理师医案记录

调理师：于婷婷

患儿吴某（小名：汤圆），男，2016年11月2日出生，浙江省宁波市人，2020年11月19日，患儿确诊为孤独症，2021年4月28日，患儿家长提出康复申请，患儿于2021年5月17日开始进行为期8次的Meta经络重构干预，干预前后患儿症状表现对比见表2-10。

表2-10　干预前后患儿症状表现对比（汤圆）

症状表现	第一次调理前	第八次调理后
行为	1. 多动，喜欢蹦跳 2. 无危险意识 3. 主动学习的能力差	1. 拒绝做运动。开始观察周围的环境事物，例如用树枝逗小虫子，观察荷叶上的露珠等 2. 跑远时，会主动停下来等妈妈，安全意识较之前增强 3. 能独立看图搭立体积木
情绪	情绪波动较大，经常发脾气，想做的事情必须立刻做	情绪较之前稳定，哭闹的次数减少
交流	与同龄的小朋友基本无交流。对于家长的指令，患儿的完成度较低	在与人对话时，有眼神交流。对家长的依赖性增强，做事情时需要父母陪同。基本可以完成家长的指令。可以与同龄的小朋友一起玩耍
语言	主动语言少，经常自言自语，所说的内容基本为动画片的台词	有时可以用语言表达自己的情绪，或表达自己的需求
饮食	挑食，喜欢吃肉，不吃蔬菜	仍挑食，但食量较之前大。对零食的欲望减少
二便	二便正常	二便正常
睡眠	入睡困难，晚上23：00以后才入睡	偶有入睡困难

截止到 2021 年 5 月 26 日，患儿已顺利完成 8 次 Meta 经络重构，短期内多项生理功能得到明显改善，家长非常满意并认可，CARS 量表评分从 37 分降到 29 分。经随访，患儿在宁波市某培训学校接受训练，现患儿运动能力提高，指令的完成度高，思维灵活，与周围的小朋友相处融洽。

3. 舟舟案例

（1）病程记录（舟舟妈妈）

在舟舟 2 岁的时候，我发现他比一般孩子理解力差，多动、学东西慢，当时没有想太多，就给他报了一个早教班，刚开始的几个月，舟舟虽然能力差，但也努力地跟着。但随着课程难度的加大，很多需要理解互动才能完成的项目，舟舟就跟不上了，慢慢地也厌学了。3 岁时，在早教老师的提醒下，我们带舟舟去了浙江大学医学院附属儿童医院，舟舟被诊断为发育迟缓，于是我们踏上了干预之路。干预过程并没有我们想象的那么顺利，费用很高，效果却微乎其微。一年后我们带着舟舟去上海看病，舟舟被诊断为孤独症。

之后的日子里，我们每天在康复机构和家之间奔走。一个偶然的机会，我从一位家长处得知宁波市某培训学校采用的是"一对五"的模式，于是抱着试一试的心态，找到培训学校的老师，老师收下了舟舟。

2021 年 4 月，舟舟 5 岁 8 个月。一次，在培训学校老师的介绍下，我结识了万里行团队。5 月 17 日，团队来到了宁波市某培训学校。在启动会后，舟舟开始接受 Meta 经络重构治疗。第一天治疗后，舟舟臀部的淤青淡了一大片，尿量也增多了。几天治疗下来，我惊奇地发现舟舟开始吃肉了，虽然他很小心，但开始尝试，眼睛也比以前有神了，去超市能把自己爱吃的零食一个个挑出来，这些改变只用了短短几天的时间。后来几天，我发现舟舟摇头的次数也少了，反应也快了一些。

Meta 经络重构 8 次后，万里行活动结束了，到现在 11 个月过去了，舟舟从不吃肉到无肉不欢，有时候一顿饭能吃掉一整个鸡腿，体重也长了 3 kg。更令人惊喜的是，舟舟学会了骑自行车，平衡力、体力都进步了。在培训学校老师的帮助下，舟舟已经会说爸爸、妈妈、拍拍（拜拜），虽然不多，但也是突破。在行为方面，舟舟学会了观察事物，并学会了许多生活技能，比如我把零食放在柜子上，他就会搬凳子去找，在小便时也会自己拿尿壶接住，会自己穿袜子，在吃白切鸡时会主动去蘸酱油。

2023 年 1 月 29 日：以前，舟舟的很多动作都很刻板，比如一定要到自己的小马桶上去排便。最近，我让他在厕所的马桶上排便，他也不反抗了，而且我说了 2 次就记住了。在大人的指导下，舟舟可以借助工具达到自己的目的，可以自己拿碗筷，也不挑食了，睡眠有所改善，不起夜了。现在，舟舟已经学会了轮滑，和家人互动也多了。

（2）调理师医案记录

调理师：于婷婷

患儿陈某（小名：舟舟），男，2015 年 9 月 3 日出生，浙江省慈溪市人，2020 年 10 月 11 日，患儿确诊为孤独症谱系障碍。2021 年 4 月 30 日，患儿家长提出康复申请，患儿于 2021 年 5 月 17 日开始进行为期 8 次的 Meta 经络重构干预，干预前后患儿症状表现对比见表 2-11。

截止到 2021 年 5 月 26 日，患儿已顺利完成 8 次经络干预，短期内多项生理功能得到明显改善，家长非常满意并认可，CARS 量表评分从 37 分降到 33.5 分。经过经络分析师对患儿进行现场健康情况分析，评价治疗有效。经随访，患儿生活自理能力与运动能力明显提高。

表 2-11　干预前后患儿症状表现对比（舟舟）

症状表现	第一次调理前	第八次调理后
行为	1. 多动，无法安静地坐着，走路时漫无目的，到处乱摸 2. 抠鼻子、臀部的动作较多	1. 多动减轻。去超市时，患儿没有到处乱摸，而是挑自己喜欢的东西拿 2. 抠鼻子、臀部的动作减少
情绪	情绪波动较小，基本不哭闹	患儿较之前活泼，且偶尔可以表达自己的情绪
交流	只有在有需求的时候才与他人有交流，不能完成大人的指令	患儿可模仿家长的动作，可以听从家长的指令
语言	无语言，不发出任何声音	无语言交流，但发音较之前多
饮食	挑食，不吃肉	仍挑食，可接受肉类
二便	不主动去厕所，需要家长提醒	偶尔可自己主动去厕所
睡眠	易醒，睡觉时要紧贴着妈妈	睡眠质量佳
其他	痛阈高	痛阈高

4. 馨馨案例

（1）病程记录（馨馨妈妈）

馨馨在幼儿园期间表现异常，在老师的提醒下，我们去杭州市儿童医院进行了检查，馨馨被确诊为孤独症。

馨馨在出去玩的时候，没有安全意识，眼神和外界没有交流，不听指令，也不会表达。起初，我以为她还小，听了医生和幼儿园老师的建议，我们前往宁波市某培训学校做了 2 年康复训练。训练期间，馨馨的情绪问题一直无法解决，情绪崩溃时直接在地上打滚，可以哭 2 个多小时。同时，馨馨还对洗手特别抗拒，每次给她洗手，她都会哭闹，有时候直接逃跑。

2021 年 5 月，我们接触了 Meta 经络重构疗法。培训学校的校长给我看了 Meta 经络重构的治疗视频，让我重新燃起了希望。馨馨在接受治疗时接近 6 岁，还属于比较适合干预的年龄。

馨馨治疗期间的变化有的比较显著，有的比较轻微。馨馨在形体方面有改变，之前不配合做运动，在专家们的分析下，原来这是脊柱侧凸导致的。孩子不会用语言表达，只能用哭闹来表示自己做运动不舒服。调理后，馨馨在做运动时基本没有再哭闹，能够快速地完成。

馨馨很讨厌别人触碰她，但治疗后馨馨对拍肩、握手、拥抱都不抗拒了。对洗手也没有那么排斥了。排便在总体上也规律了。情感方面，馨馨哭闹少了，跟我更加亲近了。语言还处在仿说阶段，说的句子不长。

Meta 经络重构一年后，馨馨的状态越来越好了。馨馨能够主动做运动，去拉小朋友的手，基本不会无缘无故地跑开，可以自己主动洗手，1～2 天大便一次，大便形状也好了很多。

馨馨和爸爸、奶奶的相处也融洽了许多，有事会找他们，也会与家人对视，还会让他们抱，现在基本没有无缘无故的哭闹了。在语言方面，仿说的句子比之前多了，认知能力提升了很多，简单地跟她说一些事，她能明白。

Meta 经络重构非常有效，在馨馨的治疗过程中，我收获很多。家长要对孩子耐心开导，给予他们无条件的爱，把他们当做正常小朋友去细心地教导。馨馨在 Meta 经络重构后休息了 1 个月，在培训学校继续培训到 9 月，目前已转入慈溪市特殊教育学校学习，已经能全天适应学校的学习环境了。

后续：馨馨从 2021 年 5 月接受 Meta 经络重构治疗到现在有一年半的时间了，馨馨在很多方面都有显著变化。

听指令方面：调理前不听指令，不理人。调理后，我给出指令，能马上做出反应。

理解能力方面：一次我接馨馨放学，馨馨把外套忘在学校的教室了，我让她找老师去拿，她马上明白，自己跑回学校教室拿回了外套。

情绪方面：馨馨在情绪方面改善是最大的，调理前馨馨哭闹能长达2个多小时，一不开心就哭闹，现在基本不闹了，当伤心的时候安慰一下就好了。调理之前，馨馨的"内八字脚"很严重，并伴有脊柱侧凸，鞋里面一直垫着平衡鞋垫，她非常抗拒某些运动，尤其是攀爬类运动项目，调理之后她可以攀爬了，也喜欢跑来跑去。

饮食方面：还是挑食，之前喜欢吃肉，现在不吃了，最近喜欢吃蔬菜。

思维方面：现在有需求、有想法了，有自己想做的事。现在画画、穿衣服都是按照自己的想法来。有时候我让她拿东西，她不愿意就会拒绝，说："我不去"。在语言上她还是不愿意多说话，目前还是说短句多一些，模仿我说的话（这和她所处的环境有关系，在家里没有小朋友陪她玩）。她的心智和年龄目前还不匹配，需要慢慢来，我很有信心。

现在馨馨乖了很多，在我怀孕的时候她会帮我晾衣服、穿鞋、拿东西、倒水，经常照顾我。她现在每天回家会看妹妹，见妹妹被子没盖好，她就会帮忙盖被子，看到妹妹哭会跑过去问妹妹怎么了，还会轻轻地摸妹妹的小脸和小手。馨馨身体好了很多，现在发热通过物理降温一天左右就能好起来。

（2）调理师医案记录

调理师：于婷婷

患儿何某（小名：馨馨），女，2015年7月27日生，浙江省慈溪市人，2019年10月18日，患儿确诊为孤独症谱系障碍。2021年4月30日，患儿家长提出康复申请，患儿于2021年5月17日开始进行为期8次的Meta经络重构干预，干预前后患儿症状表现对比见表2-12。

截止到2021年5月26日，患儿已顺利完成8次Meta经络重构，

表 2-12　干预前后患儿症状表现对比（馨馨）

症状表现	第一次调理前	第八次调理后
行为	1. 多动 2. 行为刻板，抗拒攀爬类运动项目 3. 排斥洗手，书本上不能有污渍	1. 多动症状减轻 2. 运动能力提高，可以接受攀爬类运动项目 3. 可以接受洗手，书本上有污渍时患儿未发脾气
情绪	情绪暴躁，难控制	情绪较之前平稳
交流	1. 基本与周围人无交流，无眼神对视，语言交流少 2. 当别人呼喊患儿的名字时，患儿无反应	1. 语言交流少，可以与妈妈进行简单的对话 2. 当别人呼喊患儿的名字时，患儿有应答
语言	基本无主动语言，仿说较多。喜欢唱歌	以仿说为主。喜欢唱歌
饮食	挑食，不爱吃蔬菜	胃口佳，爱吃蔬菜
二便	大便干燥，3 天排便一次	1～2 天排便一次
睡眠	睡眠质量佳	睡眠质量佳
其他	走路姿势异常，"内八字脚"，脊柱生理曲度异常	走路姿势基本正常。脊柱的生理曲度基本正常

短期内多项生理功能得到明显改善，家长非常满意并认可，CARS 量表评分从 27 分降到 23.5 分。经过经络分析师对患儿进行现场健康情况分析，评价治疗有效。经随访，患儿步入特殊教育学校，走路姿势正常，生活能力及运动能力提高。

三、万里行北京站案例

1. 阳阳案例

视频 2-4
北京站记录

（1）病程记录（阳阳妈妈）

回想 2020 年 12 月 24 日之前的阳阳，脑海里有这样的印象：暴躁、歇斯底里、表达不清，行为重复而刻板、情感淡漠、理解能力极其低下，总感觉阳阳活在另外一个世界，就算我拼尽全力也无法带他走出黑暗的泥潭。

就在我极度绝望之时，得知了万里行活动，阳阳非常幸运地入选了。自从接受完 Meta 经络重构治疗，他从一个情绪会瞬间失控的孩子，变成有商有量、能听劝、能转换思维的孩子。他的行为不再极端，也很少歇斯底里地寻找一件玩具。当他说出"妈妈我说不清楚，我不知道怎么说"的时候，我十分感动，那个暴躁、喊叫、满地打滚的阳阳消失了。

阳阳重复刻板的行为明显减少了，在情感认知上进步了一大截。曾经，他的眼里没有别人，也不懂得什么是交流和爱。现在，他吃饭会问妈妈"吃不吃"，会问爸爸"我都吃了你怎么办"，会因为妈妈腰痛而主动收拾碗筷，会因为妈妈说洗袜子手痛而坚决不光脚踩地。这一切，对同龄孩子来说可能太正常了，可是他能做到这样，我知道，太不容易了。

阳阳在运动方面进步很快，他迷恋上了开卡丁车，过去他听不懂教练说的话，现在他不仅可以听懂指令，而且能开得和正常孩子一样好。阳阳还会骑平衡车、共享单车，打篮球，去游乐场尽情玩耍，我感觉阳阳在运动中找到了自信。

2021 年 1 月 10 日是首个中国人民警察节，我让阳阳给当警察的爸爸录个祝福的视频，他竟然在没有任何人教的情况下给爸爸敬了一个礼。那一天，这个视频让阳阳爸爸和单位执勤的民警都流泪了。阳阳似乎是第一次感觉到了自己有个警察爸爸是很骄傲的事。

阳阳不再害怕理发，在拔牙时也很配合，不再抵触拍照，吃饭不再挑食，日常生活已经完全没有问题了。7 月，我有了一个全家人出去旅游的大胆计划，其实也是为了弥补全家人的遗憾，毕竟带着"过去那个阳阳"是绝不可能外出旅行的。虽然我心里有些忐忑，但是我们全家还是如期出发了。这一路上阳阳很听话，没有出现一次哭闹、乱跑，还主动帮忙拿行李，知道照顾姥姥，在自己很累时也努力坚持。他学会了与他人和谐共处，能有感情地主动地表达自己内心的欢喜，无论是对美景还是美食，他懂得了排队、忍耐、坚持、等待。

（2）调理师医案记录

调理师：于婷婷

患儿梁某（小名：阳阳），男，2012 年 12 月 24 日出生，患儿于 2019 年 12 月在北京大学第六医院确诊为孤独症谱系障碍伴多动症。患儿于 2020 年 12 月 24 日进行首次 Meta 经络重构治疗，截止至 2021 年 1 月 21 日，已完成 8 次干预，干预前后患儿症状表现对比见表 2-13。

表 2-13 干预前后患儿症状表现对比（阳阳）

症状表现	第一次调理前	第八次调理后
行为	1. 多动，不能长时间安静地坐着 2. 行为刻板 3. 注意力不集中 4. 运动协调能力差 5. 拒绝照相	1. 多动的频率减少 2. 刻板行为基本消失 3. 注意力不集中 4. 运动协调性提高，可进行开卡丁车、打篮球等运动项目 5. 可以接受拍照，但拒绝带有闪光灯的相机
情绪	1. 暴躁易怒，生气时大喊大叫，在家长安抚后情绪仍不能控制 2. 对声音敏感，听到汽车鸣笛声及马桶冲水声时大喊大叫 3. 到陌生环境中时，患儿紧张、不安	1. 情绪基本平稳，发脾气时大喊大叫的次数减少 2. 对声音的敏感度降低，偶尔可以接受汽车鸣笛声及马桶冲水声 3. 在陌生环境中紧张感缓解
交流	1. 基本无眼神交流 2. 基本交流尚可，语言理解能力差 3. 对于家长发出的指令可完成 70%	1. 患儿眼神交流佳 2. 语言理解能力提高，且对话较流畅 3. 对于家长发出的指令基本可以全部完成
语言	吐字清晰，但语言逻辑混乱，说话时前后不连贯	语言逻辑能力提高
饮食	挑食，不吃带叶的蔬菜和甜食	仍挑食
二便	尿频，但每次的尿量小。大便正常	小便的次数减少。大便正常
睡眠	睡眠质量差，多梦，易醒，醒后难再次入睡	睡眠质量提高，睡觉时较之前安稳
其他	背部有青色斑块	背部斑块颜色变浅

经过 8 次 Meta 经络重构治疗，患儿在短期内多项生理功能得到明显改善，家长非常满意并认可，CARS 量表评分从 34 分降到 26.5 分。经过经络分析师对患儿进行现场健康情况分析，评价治疗有效。经随访，患儿可以与家人一起看电影、旅游。运动能力明显提高，表现良好。

2. 大航航案例

（1）病程记录（万里行志愿者）

大航航在接受 Meta 经络重构之前曾在 ABA 机构接受过近 3 年的康复训练，症状不轻反重。所以，对于 Meta 经络重构，大航航妈妈在选择之前非常慎重，跟踪了我们半年之久，向我进行了无数次咨询，最终才下定决心来北京接受治疗。我清晰地记得在北京 8 天的时间里，大航航妈妈十分焦急，经过专家的心理疏导，大航航妈妈做了一件正确的事，在孩子经络重构后把他带回甘肃农村老家进行自然修复。

2021 年 6 月，大航航在北京接受 Meta 经络重构治疗后，孩子的身体开始进行自我修复。根据大航航妈妈的反馈，可以看到大航航的变化。治疗后一个月，大航航天天观察小鸡，给妹妹的大便盖上土，和小朋友一起互动，可以说，在甘肃的日子给大航航生理与心理自然修复奠定了重要的基础。大航航原来撕纸的行为消失了，情绪过激的行为有所缓解，一切开始慢慢朝着好的方向发展，不过在这期间大航航妈妈的焦虑情绪还没有完全缓解，我在每次的交流中都能明显地感觉到她的焦虑。好在这期间有几个孩子的改善给了大航航妈妈很大的心理支撑，他们的私下交流也令大航航妈妈的焦虑情绪有所缓解。

情绪是可以传递的，家长的情绪对孩子影响很大。回到西安以后，大航航妈妈的变化很大，情绪好了很多。然后，我们惊喜地发现，大航航整体状态又进步了，可以观察模仿了。他开始模仿煎鸡蛋、和面、洗物品、削苹果，能和妹妹一起玩，其中，和妹妹的互动也给大航航的康复带来了契机。春节前后，大航航的状态发生了质变，会玩雪、和爸爸互动，会简单地说几个单词，知道喊爸爸妈妈，明显对外界有了好奇心，回农村会和大家一起分享小食品吃，可以玩风筝、给草坪浇水，疫情期间能自己主动排队做核酸检测等，这些变化超出了我们的预期。虽然还有一些行为有待进一步提高，但那只是时间的问题了。

大航航饮食结构明显改善，愿意尝试原来不吃的食物，体态也明显变得健康，眼睛非常有神，可以听从妈妈的各种指令，并且能够和小朋友互动和玩耍。

现在，于教授已经给大航航摘掉了孤独症的"帽子"，以后就等待他慢慢发育了，家长要把他当成3岁的孩子，一切就自然而然了。每个孤独症患儿的情况都不一样，Meta 经络重构后的恢复也不一样，但共性是，只要家长放下包袱，给孩子6个月到1年的自然恢复时间，孩子就会带来惊喜和希望。

（2）病程记录（大航航妈妈）

大航航在3岁左右的时候，因为语言发育问题和个别行为问题，去医院检查说可能是孤独症，医生推荐我们去早教机构进行康复训练。康复训练期间，我们请过家教，也让孩子服用过中药、益生菌等，孩子的进步和变化都非常小。

2021年5月，我们向万里行活动递交了申请治疗资料，当时我心里在想："8次治疗会有明显效果吗？"。后来申请通过，2021年6月18日，我们一家人带孩子去北京做治疗，做完第二次诊调后，我们带大航航出去吃饭，他没有乱跑，也没要求玩手机，表现得特别乖，还自己专心吃饭，晚上睡眠时间也达到了 8 h。大航航以前吃饭根本坐不住，睡眠时间最多 6 h，每晚零点左右才睡，半夜还会醒一两次。为此，我们也想过各种办法，吃了不少药，都没用，这是 Meta 经络重构给我带来的第一个惊喜。

大航航在出生后就出现了湿疹，很严重。在去北京治疗之前，大航航面部、身体也会时不时地出红疹。做完 8 次 Meta 经络重构治疗，孩子连着好几天出疹、皮肤瘙痒、情绪烦躁。过了一周左右，皮疹好了，惊喜的是他之后再也没出过疹。8 次治疗后，我按照各位专家的意见，不再限制他，大航航慢慢地什么东西都能吃了，睡眠时间为每天 10 h 左右（早睡早起），孩子也有了笑容，懂得了分享，有了爱心，整个人精神好了。

疫情防控期间外出做核酸检测，大航航从之前的不配合到现在可以自己排队，主动张口，有了等待意识。在等候公交车时知道排队，也懂规矩了，知道别人的东西不能随便动，买东西要付完钱才可以将东西拿走、打开，而且在超市里看到喜欢的玩具，不会闹着非得买了。

近期，大航航在我做饭时可以帮忙，在收盘子的时候，会看看妹妹和妈妈的盘子、碗，空了也会一起收走。安全意识明显提高，出门会牵着妹妹的手上公交车，等我也上车后才会安心地坐下，走路也会时不时回头看妈妈有没有跟上，体重比治疗前增加了 10 kg，喜欢骑自行车。吃饭挑食情况改善很大，现在可以吃很多以前不喜欢吃的食物了。

现在可以和小朋友一起互动，路上遇到小狗会把自己手中的食物分给小狗，无论是在幼儿园里还是在外出的时候，大航航都会有主动小便的意识，这让我们非常欣慰，也看到了希望。虽然大航航在语言方面还没有突破，但我相信总有一天他会进步。

（3）调理师医案记录

调理师：于婷婷

患儿魏某（小名：大航航），男，2016年3月9日出生，新疆维吾尔自治区乌鲁木齐市人，2018年10月19日，患儿确诊为孤独症，2021年4月25日，患儿家长提出康复申请，患儿于2021年6月16日开始进行为期8次的Meta经络重构干预，干预前后患儿症状表现对比见表2-14。

截止到2021年6月25日，患儿已顺利完成8次Meta经络重构治疗，短期内多项生理功能得到明显改善，家长非常满意并认可，CARS量表评分从31分降到28分。经过经络分析师对患儿进行现场健康情况分析，评价治疗有效。经随访，患儿已正式步入幼儿园，上课时能主动配合老师，与同学关系融洽，现可根据自己丰富的想象力，做出多种多样的手工作品。

表2-14　干预前后患儿症状表现对比（大航航）

症状表现	第一次调理前	第八次调理后
行为	1. 多动，喜欢撕纸、咬手指甲 2. 到处乱跑、乱摸，无危险意识	1. 仍多动，喜欢撕纸 2. 较之前安稳，乱跑的次数减少
情绪	脾气暴躁，想做的事情必须立刻做，发脾气时不听劝说	情绪较之前稳定
交流	1. 无眼神交流 2. 只与父母有简单的肢体交流	1. 眼神交流增多 2. 喜欢与周围人互动
语言	无主动语言，以仿说为主	以仿说为主，有时主动叫"爸爸""妈妈"
饮食	严重挑食，不吃水果，喜欢吃肉、糖果、面条	仍挑食，喜欢吃肉、蛋、奶
二便	大便干燥	正常
睡眠	睡眠质量佳，早上醒得早	睡眠质量佳，睡眠时长增加
其他	无	无

3. 小航航案例

（1）病程记录（万里行志愿者）

2021年6月中旬，万里行活动在北京站开展公益救助，江苏的小航航家长找到我们，带小航航参加了救助活动。

在治疗前的见面会上，小航航姥姥、妈妈带着小航航来到了现场。小航航妈妈介绍说，小航航是在3岁多去医院检查时确诊孤独症的，他在1岁多的时候是会喊爸爸、妈妈的，后来因肺炎住院半个月，回家后他与家长基本就没有任何语言的交流了，连基本的爸爸、妈妈都不会叫了，在听到别人喊他的名字时没反应，不予理睬。家长拿他最喜欢的玩具或零食逗他，他都不会说一个字，宁愿哭闹，或者直接从家长手中抢夺。当他想要一个东西的时候，会用手去指，让别人帮他拿。当看到喜欢的东西、想吃的零食就必须得到，得不到就哭闹。每次想上厕所时，他不会自己主动去，也不说话，只会原地蹦跳，假如家长没有及时发现，他就会尿裤子。他畏惧去超市、商场等公共场所的厕所，大小便期间会一直哭闹。每次乘坐封闭的电梯也会哭闹，或是大喊大叫，喜欢玩电灯的开关，喜欢转圈，玩玩具的时间很短。去外面玩耍时，不愿意和其他小朋友接触，会一直牵着家长的手，没有安全感。过马路时不知道避让，看别人打篮球时会凑得很近，没有危险意识。每次乘坐公交车时，总是呆呆地坐着，而且每次下车回家都会无缘无故地哭闹、发脾气。他非常好动，到处奔跑、翻跟头，一刻也闲不下来，自己完全处在自己的空间里，会突然兴奋、喊叫。晚上关灯睡觉时，他会躺在床上自己玩一个小时，不停喊叫。他在幼儿园里也不和其他小朋友一起玩，上课时还会大喊大叫，动来动去。

妈妈在介绍小航航情况的时候显示出焦虑和无奈。小航航在这个时候爬上了会议桌，来回爬动，边爬边喊叫。于教授没有强行制止小航航的举动。

洽圩（北京）综合医学研究院根据前期的资料为小航航制定了治疗方案。小航航第二天就开始接受 Meta 经络重构治疗了，小航航妈妈记录了孩子调理期间的变化。

小航航妈妈说："治疗的第二天他就开始发生变化了。晚上睡觉时，他将我的手放到他的头下面，我问：'你是想让妈妈抱着你睡吗？'他说：'嗯'，然后还喊了一声妈妈，我当时很激动。我们在吃瓜子的时候他跑来拿了一颗瓜子，自己试着把瓜子仁嗑了出来，然后我说：'给妈妈吃吧'，他立刻就送到了我嘴里。治疗期间，有一次，小航航带着香蕉去吃，看到调理师的时候他就跑去喂她吃香蕉。后来在治疗的时候，他会主动去找调理师，在治疗过程中会和大家互动。有一天他不听话，我们训斥了他，他看到于教授的时候居然跑到他面前要抱抱，带着委屈的表情坐在于教授的怀里撒娇。我带他去广场玩，一开始他是自己玩的，后来过来了一个小朋友，他就主动去和小朋友玩，还牵着他的手。我们带着他回宾馆的时候，我手里拿着门卡想要去开门，他拿走门卡，将卡片贴在门上，听到响声后会去按门把手，把门打开。我带他坐公交车时，他坐在车里的时候会望着窗外，会想表达看到的东西，不再是呆呆地坐在车上。我们回江苏的时候，小航航主动帮我推着行李，勇敢地带着我们往前走。回到江苏之后，他也没有再无故地哭闹，看到墙上的图画会用手去指，表现得很好奇，我告诉他这是什么意思的时候他笑了。坐电梯的时候，他会自己按电梯按键，去公共厕所的时候小航航也不哭闹了，不再恐惧密闭的空间了。有一天中午，我们问小航航想不想出去玩，他马上从床上起来，拿着我和姥姥的鞋子帮我们穿上，拉着我们的手就要往外走，一路上非常开心，走在路上的时候还知道等我们，回去的时候会带着我们一起，小航航姥姥假装说不回去了，小航航就是不肯，坚持要一起走，表示不能丢掉任何一个人。有一天，爸爸和他视频通话，他看着屏幕里的爸爸不住地喊爸爸，眼神充满思念。"

小航航妈妈说："不久后，小航航又发生了很大的变化，我带着他去超市，他会自己推着小车，然后非常认真地挑选玩具，会主动排队，然后让我拿着手机去付钱。有些玩具没必要买的时候，只要和他耐心地解释，他都能理解，不会哭闹着要买了，还会帮我拎袋子；他不再到处乱跑、乱翻了，情绪稳定了很多。想上厕所的时候不会再蹦跳，会自己去厕所，自己脱裤子和穿裤子了，会自己主动去拿想吃的东西。有一天，小航航姥姥出门忘记带钥匙了，正好小航航在家里，姥姥就试着喊他，他跑来给姥姥把门打开了。现在带小航航去游乐场的时候他都会自己直接去找小朋友一起玩，对于有些有挑战性的项目他也愿意去尝试，虽然他是害怕的，但就是不放弃，会坚定地往前走，勇敢了很多。在学校里也会和同学一起玩，一起分享玩具。懂得什么是危险了，知道在路上避让车辆。还懂得关心他人了，会帮着揉我疼痛的部位，晚上睡觉时会和姥姥姥爷要晚安吻。每天晚上睡觉的时候我们都会教他基本的语言，前期他说得不太多，对大多数发音都是听不懂的，突然有一天，他居然说了好多，如'爸爸''妈妈''爷爷''奶奶''叔叔''阿姨'，当时把我吓到了，我激动地喊着孩子的姥姥，我说小航航会说话了。小航航还会看图说话了，会拉着妈妈的手，指着墙上的年画跟妈妈说：'鱼、花'。现在，小航航会用语言表达很多事情，走在路上看到认识的东西会去说，喝汤的时候还举起碗说：'干杯'，上学的时候会和老师打招呼，听到歌曲会哼，跟随旋律跳，会用电脑去学习写字、听故事，还会自己偷偷地播放动画片。"

小航航目前生活能自理，自己的行为也可控了，并且进入了正常的幼儿园，也没有影子老师跟随。

（2）病程记录（小航航妈妈）

距离小航航接受 Meta 经络重构治疗已经过去快一年半了，孩子的进步是我们每天都看在眼里的，从以前的一字不说到现在的每天唠唠叨叨，从以前接触密闭空间会大喊大叫到现在在任何环境中都能适应，小航航每天都在给我们带来不同的惊喜。

近半年小航航在语言和沟通方面进步很大。小航航现在每天不停念叨，从只说一个字，到可以说一个词，再到现在可以说出一整句话，还会和我们说他想要的和他的感受。比如他在路上见到不认识的人会说："嗨，你好"；去买东西时他也会和别人打招呼，买好以后还会说："谢谢，拜拜"。

我们一起走路时，小航航看到小鸟会说："妈妈，你看，小鸟找鸟妈妈去了"；看到桥会说："妈妈，那是大桥"；在家做游戏的时候他会说："妈妈，一起滑滑梯"；自己玩游戏时遇到困难会说："妈妈，一起帮忙"；我陪他看动画片时，他会一边看一边说："这是谁，这个是什么东西"。晚上姥爷下班的时候，小航航会说："外公回来啦"。吃完饭的时候会找姥爷玩游戏，说："外公，抱抱，玩丢丢"，还会一边玩游戏，一边说出他想要别人做出的表现，如表现疼、痒，让你抓他。他会对姥姥说："外婆，你变漂亮了"。我们问他："是爸爸帅，还是航航帅"，他会说："爸爸帅"。他在语言进步的同时，我们发现他也长大了，懂事了，不会无理取闹了。

他在想要一个东西的时候会问："妈妈，这个可以吗？"我们同意后他才会去拿。会主动拿着东西结账，会向着我伸手说："妈妈付钱"。以前我去上班，小航航会追着哭闹，现在他只哭一会，和他讲完道理之后他就会乖乖地和我说："拜拜"。有时候小航航实在太淘气，我被他气哭，这时他居然会来找我抱抱，还帮我擦眼泪。当爸爸开车时，他会说："爸爸慢慢开"。

小航航现在的体质提升了，很少生病，自愈能力也有所提升，不用去吃药、输液，过几天就能自愈，而且精神都很好。他的学习能力和耐心也在进步，前段时间在家，小航航学会了背诗、唱歌、画画、写数字，会有耐心地听一会儿故事。现在的小航航就是我们的"开心果""小暖男"，每天都带给我们不同的惊喜。

后续：小航航所在幼儿园的老师反馈，孩子最近的变化是老师们有目共睹的，他越来越活泼了，平时表现很积极，还特别喜欢音乐和舞蹈。他在音乐上很有天赋，每次上音乐课都很开心，特别配合老师。一天，吃饭时间提前了，我准备去拿饭，他就跑过去要帮忙。老师还说："我们几个老师每天都会跟他聊天，最开始他还分不清家里谁接谁送，现在讲得很清楚。"

2023 年 1 月 28 日：

孩子的语言又发生了很大的变化，会说完整的一句话，会正确地一问一答，知道姥姥姥爷、爸爸妈妈叫什么名字、在哪上班，会正确表达自己的想法，想去超市买东西，会提醒妈妈要带钱。

过年的时候见到奶奶，小航航说："奶奶，新年好！恭喜发财，红包拿来"。吃饭的时候会举起杯子说："干杯"。妈妈问他喝醉了没，小航航说："喝多了，醉了"。他和妹妹玩捉迷藏，妹妹躲起来，他假装找不到，逗妹妹开心。还主动抱着妹妹，想让妹妹坐在自己的腿上。

过年的时候，因为陌生，小航航晚上不肯和奶奶一起睡，看不到我们还会哭。我第二天要上班，怕他早上起来会闹，走的时候都还不太放心，没想到一上午过去了，奶奶发来信息说小航航非常乖，自己乖乖地玩玩具，问他："爸爸妈妈呢？"他说："爸爸妈妈上班了"。奶奶去做饭，他就乖乖地和姑姑玩，吃饭的时候吃了好多饭菜，晚上也乖乖地和奶奶睡觉，一个人和奶奶待了 3 天。奶奶说小航航现在长大了，好乖，好听话。

现在小航航越来越懂得沟通，和他说明原因，他会很听话。他现在是暖心的小哥哥了，逻辑性也变得更好了一些，以前堆积木就只是堆高，现在堆积木会堆房子、各种桥。玩火车，会自己连接轨道，还会变换多种轨道形状，懂得了去思考。感觉他每天都在不断地成长。

（3）调理师医案记录

调理师：于婷婷

患儿徐某（小名：小航航），男，2017 年 8 月 27 日出生，江苏省南京市人，2021 年 3 月 2 日，患儿确诊为孤独症谱系障碍。2021 年 4 月 27 日，患儿家长提出康复申请，患儿于 2021 年 6 月 16 日开始进行为期 8 次的 Meta 经络重构干预，干预前后患儿症状表现对比见表 2–15。

截止到 2021 年 6 月 25 日，患儿已顺利完成 8 次 Meta 经络重构治疗，短期内多项生理功能得到明显改善，家长非常满意并认可，

表 2–15　干预前后患儿症状表现对比（小航航）

症状表现	第一次调理前	第八次调理后
行为	1. 多动，蹦蹦跳跳，以跑动为主，喜欢爬高 2. 乱跑，无危险意识 3. 经常大喊大叫	1. 仍多动，但跑动减少 2. 有危险意识，走远后可以等待妈妈 3. 大喊大叫次数减少
情绪	经常无缘无故地发脾气	偶尔发脾气
交流	1. 无眼神交流，想做什么事要拉着妈妈的手一起做 2. 无语言交流，叫爸爸妈妈，基本不听家长的指令	1. 眼神交流增多 2. 偶尔可执行家长的指令，主动外出找其他小朋友一起玩耍，与家长关系较之前亲密
语言	基本无语言，也不发出声音	自言自语较多，说话的内容大部分无实际意义
饮食	一直喝奶粉，且吃零食较多	饮食正常，零食量减少
二便	正常	正常
睡眠	睡眠质量佳	睡眠质量佳
其他	无	无

CARS 量表评分从 33 分降到 21 分。经过经络分析师对患儿进行现场健康情况分析，评价治疗有效。经随访，患儿语言能力明显提高，现已步入幼儿园，生活自理，与同学相处融洽。

4. 石头案例

（1）病程记录（石头奶奶）

石头从出生就胖胖的，一直都很好，当时母乳有些不够，就加了一点奶粉。4 个月后彻底断了母乳改喝羊奶粉，6 个月后偶有感冒，眼神和表情有时不协调，到 1 岁后改喝牛奶粉，逐渐开始入睡困难，夜里大哭。

石头在不会说话时，听音乐、看图片、听指令都正常。大约在 1 岁时，爷爷推婴儿车带石头在小区里散步，发现石头用眼睛盯着路边的树看，都快走过去了石头还在扭头看那里，这时爷爷回头看去，发现那里有个路牌，爷爷这才意识到石头想让他帮忙念上面的字，因为平时奶奶带石头出去，会经常给他念路牌、门牌、墙上的字。当时石头能用画板随手画出一些动物、人物、轮船、车辆等，画的像是简笔画，运笔自然流畅，成画还有些神韵。石头走路和说话比较晚，大约到 2 岁时才学会走路和说话。

2~3 岁期间，石头可以用叠词称呼家人和亲戚了，还可以说"不要"等词语，自己还可以操作小音箱，记忆力很好。大人说出书上字或图的名称，石头就能用手指出来，还能把一首歌曲从头到尾按正确节奏唱下来。后来，我们逐渐发现孩子眼神不对视，没有在特定情境下的表情，有陌生人来家里或者在人多的场合会害怕，甚至大哭。这期间，石头每晚都在凌晨一点半左右突然大哭不止，持续约半个小时，看医生后喝了点药。3 岁后，以上现象逐步好转，但会在夜里哭喊、说梦话、磨牙，中午也不午睡了。

我们觉得石头缺乏和小朋友一起玩的环境，石头在 2 岁半以后开始去早教机构。在石头 3 岁左右，我们打算为孩子选择幼儿园，还带他去几家幼儿园上了体验课，都是由家长全程陪同，上课期间我们发现他不能与老师、小朋友同步，总是自顾自地玩，我们就尽快带石头到了首都医科大学附属北京儿童医院看病，确诊为发育迟缓，4 岁时确诊为儿童孤独症。

2019 年 9 月，石头 4 岁了，上幼儿园不到一个学期。由于他不午睡，分离焦虑严重，就只能上上午半天，石头不能和班级同学同步学习和活动，在幼儿园不开心，被要求退园。2020 年 1 月，石头 4 岁半，在海南休假期间感染了 EB 病毒，持续发热、目肿、咳痰、喘息，不能入睡，住院治疗后就瘦弱了。

第二学期，石头进入一家私立幼儿园，上了不到一周就主动退园。期间，不送园的大多时候，我们会带石头到公园等室外场所玩，尽量接触小朋友，但是石头的互动方式总有不当。2020 年 8 月，我们找到了包头的一家康复中心，每天送石头上半天课，那里的老师对孩子很温柔，家长可以全程陪护，石头从开始的哭闹、拒绝到后来的逐步适应。孩子就一边上课一边调理身体，石头进步很大，除了一对一的课，小组课也能上，身体也有了一些好转。

2021 年 1 月，石头感染了轮状病毒，发热、上吐下泻，停食、停水后严重脱水，住院治疗期间身体极度瘦弱。2021 年 3 月，我们送石头到普通幼儿园上全天，老师对石头呵护有加。

后来，我们接触到了万里行活动团队，并和团队的调理师取得了联系。2021 年 4 月，石头 5 岁 9 个月，开始接受 Meta 经络重构治疗，当时正赶上石头感冒，第一天治疗后，石头当晚就经历了从初起发热到逐步降温的过程。这一夜，我们依然和往常一样紧张，但凭借调理师的关照和指导，我们为石头进行了物理降温，定时测量体温，石头这次发热没有用药，鼻塞、流涕、痰多等症状就都有缓解。

通过 Meta 经络重构，石头的睡眠有了改善，与人主动交流的次数增加，语速有所减慢，表达更接近诉求，走路稳定性有所提高，臀部皮肤经常起包的情况也明显好转。第七次 Meta 经络重构治疗时，石头克服了恐惧心理，可以骑在爷爷脖子上被扛起来，原来一直不敢。在乘坐地铁时，石头听到地铁偶尔发出的刺耳声音也不用家长帮忙捂耳朵了，就算有时需要捂耳朵也不会过于恐惧。

当石头在幼儿园不能和班级孩子同步时，老师就会安排石头当老师的小助手，石头也在慢慢适应幼儿园生活，周六上午去康复中心上他喜欢的课。只是，去幼儿园后没多久，石头就又生病了，病痛使他的身高、体重一直没增长，而且还容易感冒，我们决定不让石头上幼儿园了。考虑再三，我们联系了于教授，于教授当时就安排石头于6月下旬再做 Meta 经络重构治疗。这次治疗后，石头在睡眠、眼神、语言等方面均有改善，期间还模仿幼儿园老师给家人讲课，有时自己会哼唱现编的歌。这次治疗期间，石头自己用姥姥的手机买了中国象棋。这次治疗结束回家就7月了，由于马上到暑假了，就一直没送孩子去幼儿园。

2021年9月中旬，我们又送石头去幼儿园了。他没坚持多久，石头又生病了，于是在12月下旬，我们决定去海南，临行前我们到北京做了3次 Meta 经络重构治疗，治疗后石头没有生病。

在万里行微信群中，我们学到了很多对待孩子的方法，克服了焦虑情绪，调整了心态，坚定了自然恢复的信心。我们学会了用正确的方式呵护孩子，学会了如何观察孩子的细微变化，越来越能感受到"医教融合，中国方案"的巨大优势。

现在，距第一次 Meta 经络重构治疗快一年了，石头的身体在逐渐恢复，期间有一次发热很快就好转了，石头的自身免疫力提高了。

石头每天心情愉快，天气好时会去海里或泳池玩水，在海边和小朋友玩滑梯，在追赶中体验互动的乐趣，虽然石头对互动方式的把握还不够恰当，但是已经迈出了一大步。石头吃饭、睡眠、二便都改善很多，尤其是在眼神对视和语言方面明显改善。家长特意陪他多说话、多启发、多提问，石头现在可以和大人连续对话好几句，每天都会自主说词语或短句，而且会时不时地哼唱歌曲的片段。

最近，石头开始关注家里大人的事了，眼神和说话都很合拍、应景，生活中我们碰到问题告诉他后，他能听进去了。目前石头的问题就是多动，大喊大叫，注意力集中的时间比较短，感觉是不由自主的。有时吐字不清楚，说话有紧张时卡壳和语速快的现象，但是让他放慢说，他基本能听懂，基本能够表达痛、痒、冷、热，经常说脚疼，有时说肚子疼。情绪变化大、容易急躁，对于听懂的基本能接受，对于听不懂的就强烈反抗。有时，他犯错要赖，但过后经常承认错误。石头平时在家不爱穿拖鞋，在地上爬着玩，不懂得讲卫生，有时为了达到自己的目的还会找别人"替罪"。

石头的食量很好，吃饭挑食，不喜欢吃早饭，需要家长哄着才肯吃几口，近两年体重、身高基本没增长。了解到孤独症患儿的进步大多是在自由教养中取得的，我们深受启发，并取消了尽快回包头让石头上幼儿园的计划，决定大胆地继续在海南多待些时间，让石头继续恢复。

专家团队给了我们足够的信心，我们全家决定合力落实，给孩子一个良好的成长环境，从近期石头的进步速度来看，只要身体素质提高了，后面一定会有更大的进步。

后续：石头目前对喜欢的食物吃得很香，食量也不小，就是咀嚼不好，经常是整吞，看到颜色不入眼的干脆不吃；入睡慢，每天家里需尽量保持安静，孩子能睡 10 h；腹部需要注意保暖，稍微不注意就腹泻。

能听懂的话比原来多了，经常提问让大人解释。词汇量增加了，爱操心。大多时候，石头在表达自己的意愿时能用短语，都是脱口而出，有时会出现病句。

石头每天不停地动，也不停地自言自语，说话速度太快，吐字不清，对话时听不懂他在说什么，让他慢点说话，他愿意时会放慢速度说，在他听不懂时，我们也就不继续问了。石头很喜欢和小朋友玩，但是一直以来都不会互动，不理解游戏规则，动作简单粗暴，容易伤到他人。

石头上小学一年级后，知道了班级的一些要求，但是他觉得很难做到，就不愿意上学。在学校上了一个月，老师就通知居家学习。网课刚开始，石头还可以勉强跟上，后来因为他不愿意写字，对学习特别反感，我们也不强迫他。如今有万里行活动团队做后盾，我们家长不急不躁，静待花开。

（2）调理师医案记录

调理师：于婷婷

患儿孙某（小名：石头），男，2015 年 7 月 3 日出生，内蒙古自治区包头市人，2020 年 8 月 7 日，患儿确诊为孤独症谱系障碍。2020 年 6 月 15 日，患儿家长提出康复申请，患儿于 2021 年 6 月 16 日开始进行为期 8 次的 Meta 经络重构干预，干预前后患儿症状表现对比见表 2-16。

截止到 2021 年 6 月 25 日，患儿已顺利完成 8 次 Meta 经络重构，短期内多项生理功能得到明显改善，家长非常满意并认可，CARS 量表评分从 38 分降到 34 分。经过经络分析师对患儿进行现场健康情况分析，评价效果有效。经随访，患儿睡眠及饮食改善，免疫力提升。

表 2-16 干预前后患儿症状表现对比（石头）

症状表现	第一次调理前	第八次调理后
行为	1. 多动，且有攻击行为 2. 刻板行为 3. 缺乏危险意识。对家长依赖性高，在家长身边时，患儿自理能力差 4. 经常尖叫 5. 动作协调性差	1. 仍多动 2. 会下象棋，兴趣增加 3. 能观察周围的环境与事物，如能在地铁上观察地图 4. 仍喜欢尖叫 5. 运动能力增强
情绪	脾气暴躁，在事情不符合自己的意愿时大哭，发脾气，用手抠咽部，让自己呕吐	情绪较之前平稳。大哭时仍会用手抠咽部，让自己呕吐
交流	1. 无眼神交流 2. 可以表达自己的基本需求，可以执行简单的指令 3. 有意愿和其他的小朋友一起玩耍，但方式不当，经常将小朋友推到或毁坏小朋友的玩具	1. 眼神交流佳 2. 与周围人交流正常，对话流利，思维灵敏 3. 与小朋友一起玩耍时，抢他人的玩具
语言	构音无障碍。说话速度快，且说话不清晰	说话速度减慢，说话较之前清晰
饮食	挑食，不喜欢吃带叶的蔬菜	仍挑食
二便	小便次数多，大便一天 2 次	基本正常
睡眠	睡眠质量差，睡觉不安稳，经常翻身、说梦话、磨牙	睡眠质量佳，偶尔睡觉时磨牙
其他	认识 1 000 多个汉字，可背诵唐诗及三字经	无

5. 小西瓜案例

（1）病程记录（小西瓜妈妈）

小西瓜在 4 岁时被诊断为疑似阿斯佩格综合征，伴有注意缺陷多动障碍（ADHD）。从他当时的情况来看，应该是轻度偏中度。小西瓜 4 岁才上幼儿园。之前，他除了心智比较幼稚之外，生理上也一直没有准备好。他不算太挑食，但是吸收很差；不爱对视，对指令的遵从性很差，和他说话他经常就像没有听到一样；他在做一件事的时候，一点风吹草动就会引起他的注意，他直接就跑开了；出门的时候，他不喜欢拉着大人的手，还经常用反方向的力，大人拉着他很辛苦。

小西瓜的情绪要么处于压抑的状态，不会明确地表达对家长的需要和依恋，要么就会突然爆发比较激烈的情绪，会说很暴力极端的语言。他能进行日常表达，但是逻辑不清晰，比同龄孩子的语言水平低一些，讲的主要都是自己感兴趣的话题。粗大运动能力很差，四肢不协调，稍微动一动就会很累。有抠鼻子、撕咬东西的习惯，不停流口水。睡眠差，一开始中会在半夜固定的时间哭醒，后来入睡困难，睡觉的时候极度不安稳。在这样的情况下，他进入了幼儿园，状况百出。每天不穿鞋跑来跑去，从来不午睡，大家在做集体活动的时候总是不见他的身影，歌舞演出的时候他就呆呆地站在后面。他有时会和小朋友发生肢体冲突，不能与其很好地和解，把小朋友的脸和胳膊都抓出血痕，对我们的"管束"也十分抗拒，有时候打人，有时候吐口水。每天回家后他都会和奶奶发生激烈的冲突。如果在幼儿园承受了比较大的压力，回到家他的情绪就更差了，会把身边的用品咬得全是齿痕，扔得到处都是。

2020年12月到2021年4月，小西瓜接受了8次Meta经络重构治疗。治疗的时候，小西瓜已经6岁了。治疗后，他积食的次数越来越少，因消化不良导致发热的情况几乎消失；排便总体是规律的；体力逐渐变好；眼神对视的情况有改善，至少我让他看着我的时候他可以和我对视，看其他事物的眼神更加坚定和有神了；说话的逻辑慢慢地变得清晰，能与人进行交流，能够回答一些提问；情感的丰富性增强，比如治疗前会给调理师画爱心卡片；喜欢治疗，也配合治疗；咬指甲、摇头等刻板行为消失。

治疗一年后，小西瓜的状态越来越好，虽然情感还有待进一步发展，但是现在通过认知的打开，他已经树立了非常正确的观念（知道要感恩，要节约，要付出，要理解，要担当），虽然他有时候情绪还是会失控，但是频率已经大大下降了，也能够自己平复；他很自信，知道自己的优势和劣势，对于自己无法完成的事情，他知道不是自己做不到，而是暂时不能做到；他很关爱、爱护妹妹，在和妹妹相处的过程中懂得谦让，让妹妹开心，在和妈妈的相处中懂得孝顺；他的学习能力因为注意力的提高而不断增强，目前他能够完整而准确地弹奏乐曲，并通过了音乐学院的初级考试，喜欢围棋、绘画、手工，认识500多个汉字；他集体活动的参与度尚待提高，有时候和小朋友有交流，他说："我觉得自己的恐惧比过去少了很多"。最近，他通过了双语学校的面试，即将成为一年级的小学生，他也觉得自己基本做好了准备。

2022 年 11 月：

最近，孩子的状态可以用突飞猛进来形容，成为了情绪稳定、可交流、认知好、善良、包容的健康孩子。

生理方面：生病次数越来越少，近期，他有过 2 次严重的发热，最高体温为 39.9℃，均没有依靠任何退烧药，病程为 2 ~ 3 天，发热之后孩子感觉体力和精力都很好；他有时会咳嗽，有时起皮疹，眼神、语言、意识正常，体力有提升；精细动作较之前继续进步；情绪较之前稳定很多；无刻板行为；不挑食，排便基本正常；睡眠有改善，睡安稳觉的次数变多了。

行为 / 学业方面：2022 年春节后，小西瓜进入了学前阶段，慢慢地适应了课堂形式，中途曾出现撕纸行为，一段时间后消失；无主动攻击行为，面对小朋友的不友好行为会选择告诉老师；上小学后 2 个月内，他与小朋友的交流增多，没有发生过激烈冲突；可以按时完成家庭作业，各科学习表现良好；与父母和妹妹的关系都非常亲密；对指令的回应越来越及时；有了很多积极主动的语言和行为，比如主动要求帮爸爸妈妈干活，关心家人。

（2）调理师医案记录

调理师：于婷婷

患儿韩某（小名：小西瓜），男，2014年10月6日出生，经北京大学第六医院确诊为高功能孤独症。2020年12月14日，患儿家长提出康复申请，患儿于2020年12月14日开始进行为期8次的Meta经络重构干预，干预前后患儿症状表现对比见表2-17。

表2-17　干预前后患儿症状表现对比（小西瓜）

症状表现	第一次调理前	第八次调理后
行为	1. 多动，无法长时间安静地坐着 2. 阶段性出现刻板行为，如咬指甲、抓生殖器等，无缘由地损坏物品 3. 运动能力差，易疲劳	1. 多动减轻 2. 刻板行为减少 3. 运动能力提高
情绪	急躁，生气时会说暴力性语言。情绪焦虑	负面情绪减少，情绪基本稳定
交流	1. 拒绝与他人有肢体接触，喜欢自己玩耍，如搭积木、拼拼图，不喜欢玩集体的规则性强的游戏 2. 有时不理睬周围的人，有时突然和别人讲述自己喜欢的事物，且无法打断	1. 可以参加活动，主动与其他小朋友一起玩耍 2. 懂得关心周围的人及事物 3. 仍喜欢给别人讲故事，但是可以被打断
语言	自言自语多，说话的内容偏书面语言	词汇量较之前丰富，自言自语的现象减少，语言表达丰富
饮食	挑食，不喜欢吃蔬菜和主食，喜欢吃肉，经常出现积食	仍挑食，出现积食的次数明显减少
二便	小便次数多	二便正常
睡眠	睡眠质量差，睡觉时出汗较多，不安稳，常翻滚，睡觉时呼吸声音大	睡觉时出汗量减少，且睡觉较之前安稳
其他	1. 生活自理能力差 2. 肺功能较差，说话较多时，需要用力吸气	1. 生活自理能力提高 2. 说话较多，未出现用力吸气的现象

截止到 2021 年 4 月 8 日，患儿已顺利完成 8 次 Meta 经络重构治疗，短期内多项生理功能得到明显改善，家长非常满意并认可，CARS 量表评分从 32 分降到 19.5 分。经过经络分析师对患儿进行现场健康情况分析，评价治疗有效。经随访，患儿的生活自理能力及运动能力均有明显提高，与家人关系亲密，目前已上学。

6. 康康案例

（1）病程记录（康康爸爸）

康康在 2021 年 5 月开始进行 Meta 经络重构治疗的时候是 6 岁 4 个月。我们在没有接触到万里行活动之前走过很多弯路。康康在 1 岁半之前都还好，会叫爸爸妈妈，和他人有互动，2 岁左右出过水痘和幼儿急疹并伴随高热，其他时间也发过几次热，我们给他服用了很多布洛芬混悬液。之后，康康慢慢地没有了语言，与他人的对视互动也没了。康康快 3 岁的时候，我们带他到北京大学第六医院就诊，当时诊断的是疑似孤独症，医生给我们推荐了两家机构，就这样，康康开始了 ABA 训练。训练过程比较艰辛，他一直是比较抵触的，只有进行感统训练时比较配合，训练了一年，康康进步很小。

在新冠疫情防控最初的几个月里，我和康康的妈妈每天带他去野外玩，他的进步反而比训练的时候大了，我们也在反思是不是就应该带他玩，但我们看着身边的孩子都上了幼儿园就变得比较着急，怕孩子没有玩伴。2020 年 9 月，我们在家附近给他找了融合幼儿园，一边训练一边上学，但是这段时间他变得越来越木讷，状态比我们带他玩的那几个月差多了。

2021 年春节，北京停课了，这期间我们只能带着他玩，3 月的一天，发生了一个很特别的事情。当时我们正在家里玩，开着电视，康康拿起遥控器就乱按，结果换到了我平时不看的频道，我就换回了新闻频道，过了一会他又按了一遍，又换回了刚才的频道（在这之前他从来没按过遥控器），这次我发现频道播放的内容是有关孤独症的。

康康平时吃饭特别困难，很多食物他都不吃，也不愿尝试，做完第一次 Meta 经络重构治疗，我带他去快餐店，他居然咬了一口炸鸡腿，虽然他后来又吐出来了，但这是他的第一次大胆尝试。8 次 Meta 经络重构治疗以后，于教授安排我们玩一段时间，我们按要求做了，带他玩了一个多月，他状态很好，知道要去马桶上排便了，精神状态也好很多。

后来，我们又走了弯路，总觉得他不能没有小朋友的陪伴，就又让他去了幼儿园，这次没有上训练课，我们以为这样上午家长带着他玩，下午上半天幼儿园他肯定会进步得更快。可是事与愿违，他的怪异动作越来越多，反应越来越迟钝，语言也没有进步，直到 2021 年年底，他的状态都没有改善。我们在和专家们沟通后发现，康康的心理年龄无法适应幼儿园的环境，在那种环境中会有压力，而且他本来就敏感，自己也会给自己压力，这样他就不可能会有进步，我和康康妈妈商量后决定不再让他上幼儿园了。

在不上幼儿园的 2 个月里，康康的主动语言越来越多了，声音也比以前大了，小动作也少了，能听懂我们跟他说的大部分的话，他在这 2 个月里的进步比上幼儿园半年的都大。

2022 年 7 月 2 日：

语言方面：进步很大，主动性强了，虽然说话还不是很清晰，但是大部分我们能听懂，他的逻辑性也越来越好了。有一次我们去香山，回来的时候妈妈问康康："你去过香山吗？"康康说："我去过好几次了"，妈妈问："你爬到山顶了吗？"康康说："没有"，妈妈问："为什么呀？"康康说："你们都没爬上去，还让我爬"。有一次我们出去玩，在回来的路上，妈妈让康康讲一个故事，康康居然自己编出了一个小故事："我和翔翔哥哥去森林，看见一只大黑熊想吃树上的蜂蜜。翔翔哥哥说：'康康弟弟，咱们帮大黑熊摘蜂蜜吧！'康康说：'好吧，我来想办法，别着急'。康康拿了一根长长的树枝帮大黑熊摘蜂蜜，摘到了蜂蜜给大黑熊吃。翔翔哥哥夸康康很聪明、会想办法，会用一根长长的树枝去摘蜂蜜。"

社交方面：和家人的交流尚可，比如说他需要什么东西，自己拿不到就会求助我们。在公共场合，他还不太懂规矩，不太会用语言去沟通，比如在外面想要某种食物就直接去柜台拿。睡眠时好时坏，有时睡前大哭大闹，有时不停地笑。他哭闹的时候我们问他为什么哭，他说："我睡不着"，他大笑的时候我们问他为什么笑，他说："想到高兴的事儿了"。他每天的睡眠时间偶尔大于 9 h，大部分时候不到 9 h，精力特别旺盛。

自主能力：比之前进步了很多，比如他想玩水了，就会自己跑到卫生间去放水；想睡觉了，就自己去拿被子，然后关掉所有的灯。大小便基本能够自理，之前，他大部分时间都会在家里尿裤子。现在，我们不用提醒他大小便了。

情绪方面：有时睡觉的时候会大哭大闹，在不如意的时候或着急的时候会大哭。

康康体重比 4 月增加了，也壮实了。

9 月 1 日：

康康从复读一年级大班以来，在生活自理方面有了不小的进步，他可以独立穿衣服、刷牙、洗脸、收拾书包，可以写一些简单的字母或数字。

在语言方面，康康说话的声音比以前大了一些，仿说比之前准确、及时了。说话逻辑性比较强，察言观色能力有所提高。

在社交方面，康康会主动想和小朋友玩，但不知道怎样去玩，在听指令方面有了很大进步，只要是他做过或者见过的都能很好地做到。

康康对话案例：①妈妈问康康："你是想学钢琴、架子鼓，还吉他？"康康说："学钢琴，我要和楼下小姐姐一样会弹钢琴"。②妈妈说："我有点困了，康康，你能给我当枕头吗？"康康说："不能给你当枕头，当枕头找我爸去，我的枕头留着给我老婆"。③康康从包里找出来两颗糖，妈妈不想让他吃太多，妈妈说我帮你打开一颗，然后拿过糖放进衣服口袋里没给他，康康说："妈妈，你怎么说话不算话？你不是说给我打开吗？"④一天，康康放学饿了着急走，爸爸在和老师聊康康的情况，康康突然跟妈妈说："爸爸，别和老师聊天了，我表现很好，赶快走吧！"

2023 年 2 月 1 日：

康康的认知水平提高了，反应速度比之前快了，比如：我让康康摸一下暖气热不热，他可以在第一时间做出反应，去摸暖气，然后说热。他之前需要反应很久，且需要别人帮忙指认才能完成这个指令。

康康的好奇心变强了，在无聊的时候会自己找一些有趣的东西玩，比如他特别爱玩各种润肤乳，挤到手里可以玩 1 h。有一次，他想玩润肤乳，我没让他玩，将润肤乳放到柜子的高处，我和康康妈妈在厨房做饭，他突然跑过来伸头看着我们，我问他在干什么，他没吭声跑开了，随后我就听到了拉椅子、开柜门的声音，等我跑出来看时，康康已经抓了一大把润肤乳，站在椅子上得意地笑。

康康的需求和主观意愿变强了，最近几个月，他特别爱吃糖，到超市第一件事就是去找糖和甜食，在家的时候他会翻找所有放过糖的抽屉，还会翻家人的衣服口袋去找糖。

康康的观察能力提升很大，比如在和不满 1 岁的小弟弟合影时，他看到小弟弟快要摔倒了，康康会及时去扶小弟弟。去亲戚家时，亲戚给他切瓜吃，他吃完后还想吃，就自己站起来要去厨房拿（没人告诉他哪里有瓜，他是因为看到亲戚是从厨房里将瓜端出来的，所以判断厨房里还有）。

康康的动手能力也提高了，可以看着图形剪纸了，可以自己打开大部分想吃的食品，很少求助爸爸妈妈了。

康康的自理能力也提高了不少，去各种场所玩的时候如果想排便都会寻求爸爸妈妈的帮助去找卫生间，现在，我们带他出去不再为他的排便焦虑了。

康康在社交方面有进步，他有时会主动找别的小朋友玩，但是由于他表达不清楚也不太懂规则，所以会遇到阻碍。

在语言方面，他的逻辑性和词汇量有所提升，表达意愿有所增强，但是他说话声音比较小，爱学别人说话。他的语言运用能力还是比较强的，姥爷过生日时，我们让他说几句话，他居然能说出"生日快乐、健康长寿、寿比南山"。我们没有教过他，这都是他平时听到的或者在电视上看到的，特别是"寿比南山"这个词，他是刚从我和康康妈妈的聊天中学到的（我们去南山寺的时候我对康康妈妈说："这个'南山'就是'寿比南山'的'南山'"，他就记住了）。春节时，我们去看电影，他看得很认真，有时还笑出声来，他在大部分的时间里能坐得住了，而且中场还让我带他去卫生间。看完电影，我让他总结一下电影内容，他用了八个字总结了出来。

一次，我姨父过生日，全家聚餐，大家都坐好了，在准备吃饭的时候，康康自己跑出去了，我追上去问他："你干什么去呀？"康康说："爷爷不在，我要去找爷爷"（爷爷没来参加聚餐，他居然还惦记着爷爷）。我跟他说："爷爷腿脚不方便，所以没有过来，等咱们吃完了给他带饭回去"，他才勉强答应进去吃饭。

康康还有一些细节上的进步，他以前是不愿意下海玩水的，现在他下去就拉不上来；他以前乘坐飞机会哭一路，每次我们都很紧张，现在他在飞机上一路都很开心。

康康现在食量大，身高 135 cm，体重已经 41.5 kg 了。总的来说，他比之前好带多了，生活基本能够自理了，通过我们在旁边观察并进行简单的协助，他能完成大部分事情，也比以前懂事了。

（2）调理师医案记录

调理师：于婷婷

杨某（小名：康康），男，在北京大学第六医院被诊断为疑似孤独症，患儿自 2022 年 4 月 14 日开始接受 Meta 经络重构干预，干预前后患儿症状表现对比见表 2-18。

截止到 2022 年 4 月 23 日，患儿已顺利完成 8 次 Meta 经络重构治疗，短期内多项生理功能得到明显改善，家长非常满意并认可，经

表 2-18　干预前后患儿症状表现对比（康康）

症状表现	第一次调理前	第八次调理后
行为	偶有怪异的行为，喜欢用肚子贴地板。多动，行为刻板。手指力量小	多动减轻，刻板行为减少
情绪	情绪基本平稳，只有在需求未被满足时才会着急	情绪平稳
交流	1. 与他人无眼神交流 2. 可以主动提出要求。对于家长以外的人的提问无回应	1. 眼睛较之前有神 2. 可以与家人进行日常生活的交流，对于指令的反应较之前快
语言	语言能力差，吐字不清，说话声音小	主动语言增多，说话较之前清晰，说话声音较之前大
饮食	挑食，拒绝新的食物	可以接受一些新的食物
二便	大小便不能自理，在外面时小便不脱裤子	在外有便意时可以主动寻找卫生间
睡眠	睡眠时间 8~9 h。睡觉时翻身次数多	睡觉较之前安稳
其他	牙齿发黄，且切牙（门牙）形状为牙签状。身体皮肤粗糙、暗黄，且有很多伤痕，经常起疹子	皮肤较之前光滑，且皮肤颜色变浅

过经络分析师对患儿进行现场健康情况分析，评价治疗有效。经随访，患儿在幼儿园里生活基本能自理。

7. 桃桃案例

（1）病程记录（桃桃奶奶）

2013年1月2日，桃桃出生了。5月，桃桃口中长满大泡，发热40℃，住院治疗了十几天。桃桃1岁时，父母离异，桃桃爸爸去往西藏工作，一年只能回家一次。桃桃就和爷爷、奶奶、姑姑一起生活。

桃桃2岁2个月时，我们将他送到了幼儿园。桃桃到幼儿园后总是哭闹，别的孩子都在上课，而他到处乱跑，根本没有危险意识，也不听指令。吃饭时不吃自己的，去抓小朋友的，还把小朋友的粥倒在饭桌上用手乱抓，需要有专门的生活老师照看他。中午，别的小朋友都在睡觉，他却不睡，把小朋友的衣服、鞋子都咬破了，跑到卫生间把管道和墙面的贴纸也弄坏了，不能去卫生间排便。桃桃在幼儿园待了十几天，老师就将桃桃劝退了。

桃桃2岁半的时候，我带他去弟弟家里玩，弟弟告诉我桃桃有些不正常，被叫到名字时他好像没听到，不和别人对视，也不会讲话。在地上就只知道昂头往前跑，停不下来。后来，我带他去医院检查，最后诊断为孤独症。

2017年5月3日，桃桃开始在潍坊市妇幼保健院做康复训练，每天上8节训练课。治疗和训练过程中，桃桃基本全程都在哭闹。后来，由于费用太高，我们就为桃桃办理了出院手续。其他患儿家长告诉我，刚刚开始康复，如果停下来对孩子不好。就这样，我们又联系了一家费用低一些的康复机构。康复期间，桃桃只要上了公交车就开始大喊大叫，到处拉拽身边的人。有一次，我前面坐着的一位乘客戴着帽子，桃桃一下就把她的帽子拽掉了，然后猛地抓住她的头发不放手。

2021 年 2 月，我联系到了于教授，于教授很快就表示愿意接收桃桃。我们在 2021 年 3 月 31 日到了北京，桃桃开始接受 Meta 经络重构治疗，在做治疗时，桃桃非常配合，这令我很意外。桃桃以前在医院做检查需要几个人按住，去北京的途中，我是用绳子拴着他的。在治疗的第 3 天，桃桃的眼神好多了，有了主动意识，于教授说："握握手"，桃桃会尽快伸出手和于教授握手。第 4 天治疗结束，桃桃回到宾馆就说："奶奶我要吃馒头，喝小米粥"。第 5 天，桃桃便不会拉拽我了。与此同时，桃桃胡乱蹦跳、咬东西、抢别人东西的行为明显减少了，也能主动去厕所排便了。

现在，桃桃爸爸从西藏调到潍坊工作，桃桃有了妈妈和弟弟，桃桃可以每天和弟弟互动，他也从来不去推拉弟弟，还会让弟弟骑在自己的身上玩。桃桃妈妈过生日时，蛋糕一拿来，桃桃就主动唱了一首《生日歌》。在家里，他经常帮我扫地、照看弟弟、擦桌子。出去玩时，我们也不用牵着他了。

一天，桃桃跟我们一起去超市，当时我和桃桃爸爸先进去了，当我们买完东西出来时，桃桃还在门口站着等我们，这是很大的进步。

（2）调理师医案记录

调理师：于婷婷

患儿陶某（小名：桃桃），男，2013 年 11 月 27 日出生，山东省潍坊市人，2017 年 4 月 21 日，患儿确诊为孤独症谱系障碍伴智力障碍。2021 年 3 月 30 日，患儿家长提出康复申请，患儿于 2021 年 3 月 31 日开始进行为期 8 次的 Meta 经络重构干预，干预前后患儿症状表现对比见表 2-19。

截止到 2021 年 4 月 7 日，患儿已顺利完成 8 次 Meta 经络重构治疗，短期内多项生理功能得到明显改善，家长非常满意并认可，

表 2-19　干预前后患儿症状表现对比（桃桃）

症状表现	第一次调理前	第八次调理后
行为	到处乱跑，外出时，需要家长用绳子拴着，防止患儿跑丢。动作重复刻板，注意力不集中，缺乏安全感，喜欢拉拽他人，坐着及站着时需要与人有身体接触	患儿多动减少，基本无蹦跳及乱跑的行为，走路时不需要家长用绳子拴着。可安静地坐着看动画片
情绪	情绪平稳，哭闹次数少，偶尔会无缘由地大笑	情绪平稳，偶尔会委屈地哭泣
交流	1. 无眼神交流 2. 基本无语言交流，不能执行指令	1. 眼睛有神 2. 与周围的人的交流逐渐增多，尤其是奶奶。喜欢被别人抱着。可以执行简单的指令
语言	只有在着急时说"不要"。可简单地模仿语言，说话声音小	语言模仿能力增强。能主动用简单的语言表达自己的需求，说话的声音增大
饮食	挑食，不吃带叶的蔬菜	挑食，不吃带叶的蔬菜
二便	小便正常。大便一天一次，排便时，需要家人将患儿带到卫生间，按着坐在马桶上	小便正常。大便一天一次，排便时，可主动去卫生间，并冲马桶
睡眠	睡眠质量佳，睡觉时会用被子将头全部遮住	睡眠质量佳，睡觉时会用被子将头全部遮住
其他	眼睛向斜上 45° 方向斜视	眼睛向斜上 45° 方向斜视

CARS 量表评分从 51.5 分降到 33 分。经过经络分析师对患儿进行现场健康情况分析，评价治疗有效。经随访，患儿已正式步入特殊教育学校，上课时，能主动配合老师。患儿生活自理能力增强，可跟着奶奶出入嘈杂的场所，且可帮助奶奶做家务。

8. 派派案例

（1）病程记录（派派妈妈）

自 2022 年 8 月 12 日完成 Meta 经络重构后，派派的情况如下。

身体协调方面：8 月 30 日，治疗后第 18 天，派派突然可以在床上"跳蹦床"了。之前，他自己是不敢在床上走的。9 月 2 日，自己爬到了卧室的飘窗上，并在上面很开心地跳跃。10 月 3 日，他可以很自在地玩户外的蹦床了，并且会通过调整屈膝角度来调整跳跃的高度。10 月 11 日，他可以在户外不同的场所独自上下楼梯，基本不需要我的辅助，他可以很自如地连续攀爬高 60 cm 以上的台阶。10 月 14 日，他可以自己穿着拖鞋走路了。他每天坚持户外活动，可以跟随妈妈边走边玩，能从自己家步行到姥姥家，全程 2.7 km，上午、下午各一趟。皮肤感觉增强，全身可以感觉到痒了，一挠痒痒就会咯咯笑。

生活自理方面：基本可以独立吃饭，可以使用勺子；用筷子时需要他人辅助打开，可以自己夹住较大的食物放到嘴里。吃完饭，可以自己把碗放到洗菜池中。小便需要他人提醒，穿脱裤子时容易忘记穿脱内裤。有时候喝水多了，家人没有提醒他去小便，他还会尿裤子。可以独立脱袜子，穿脱衣服、鞋子，坚持每天锻炼。

语言认知方面：Meta 经络重构后，我没有刻意去教派派语言，他在经历了 20 余天的沉默期后，可以独立发出鼻音了。他现在的仿说是独立完成的，主要还是两三个字的仿说，感觉进步两天，沉默两天，再进步两天。单个字的发音要比之前清晰了。他对我说的话理解得多了一些，可以帮忙拿小件快递。晚上到家，屋里黑，我让他帮忙开灯，他会自己找到开关，帮我开灯。

社交方面：他目前主要跟家人进行互动，比较愿意跟大人一起玩。虽然他玩的游戏比较简单，但是他乐在其中。

兴趣方面：喜欢玩水，喜欢把不同的东西放到水里。在此基础上，吃完饭，我引导他跟我一起洗碗，他还比较开心。他对沙子产生了兴趣，喜欢用手触摸沙子。之前玩开关的刻板行为已经减少，只是偶尔玩一下开关。喜欢玩晾衣架，用小棍子击打飞盘。

其他方面：间断起湿疹，好在不是很痒。Meta 经络重构后，8 月 21 日中午，派派开始发热，8 月 22 日早上完全退热。到现在，派派身体都比较好，没有感冒。他现在还会时不时地玩舌头，玩舌头时容易流口水。每次玩一阵舌头后，发音就比之前清晰一点。

（2）调理师医案记录

调理师：于婷婷

患者王某（小名：派派），男，山东潍坊人。患儿自 2022 年 8 月 2 日开始接受治疗，干预前后患儿症状表现对比见表 2-20。

表 2-20　干预前后患儿症状表现对比（派派）

症状表现	第一次调理前	第八次调理后
行为	行为刻板，只玩自己感兴趣的东西，如洗衣机等家用电器，喜欢玩轮子。运动及协调能力差，站不稳，走路姿势异常，经常在地上爬。对疼痛不敏感。经常将手和脚放进口中吮吸	站立及走路较之前稳。拇指较之前灵活，精细动作增强
情绪	情绪稳定，不爱哭	情绪稳定，偶尔兴奋
交流	1. 与他人无眼神交流 2. 不能执行指令	1. 与他人有眼神交流，眼睛较之前有神 2. 可以执行简单的指令
语言	无主动语言，偶尔可进行 4～5 个字的仿说	主动喊"爸爸"。说话仍以仿说为主
饮食	食量较大	食量较大
二便	大便每天一次，便质干燥	大便每天一次，便质正常
睡眠	睡眠质量佳	睡眠质量佳
其他	身上多处卵圆形、红色、表面凸起的湿疹。唇周有湿疹。患儿在用力时，全身的肌肉有明显的抖动	身上及唇周的湿疹消失。用力时全身的肌肉抖动频率变小

截止到 2022 年 8 月 12 日，患儿已顺利完成 8 次 Meta 经络重构治疗，短期内多项生理功能得到明显改善，家长非常满意并认可。经过经络分析师对患儿进行现场健康情况分析，评价治疗有效。经随访，患儿生活自理能力提高，运动及协调能力明显增强。

四、万里行丽江站案例

1. 夏宇案例

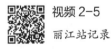

视频 2-5
丽江站记录

（1）病程记录（夏宇调理师）

夏宇是云南丽江的一位 6 岁儿童，被诊断为孤独症。2021 年 7 月末，万里行活动来到丽江，为 4 名孤独症患儿带来救助机会。我于活动前一天见到了夏宇，他和爸爸一起来到了救助点，在问诊的时候夏宇一刻也停不下来，不能与人交流，不时将双手举过头顶或在眼前机械地晃动，不停地跺着脚，转圈奔跑。我叫他，他不回应，他很难与陌生人交流，喜欢自己到僻静处蹲着喃喃自语，吐字不清，不能接受拍照。夏宇外表看起来营养不良，体貌与同龄孩子不相符。

在和家长们交流治疗注意事项的过程中，夏宇不能安静地坐着，于教授说："就让他自在一下吧"，于是他自己就在院子里跺脚，挥着手四处疾走或奔跑。夏宇爸爸告诉我们，夏宇与他人没有任何眼神的交流，话很少，喊他他也不理不睬，好像活在自己的世界里，不受任何干扰。除了睡觉的时候根本坐不下来，自己玩自己的，吃饭挑食严重，睡眠质量差，胆小、敏感，时不时会发脾气，烦躁易怒，不喜欢待在人多的地方，不跟小朋友玩，理发时哭闹、不配合，头发黄、没有光泽，舌心呈白色，尿频，喜欢玩手，频繁跺脚，行为刻板，喜欢转圈，经常感冒。交流中，我们能感受到夏宇爸爸的焦急，爸爸说一定全力配合救助团队的治疗，只要有时间就会亲自陪他，并记录汇报夏宇每天的情况。

第一次 Meta 经络重构治疗时，夏宇的胆子特别小，听不了仪器发出的"嗒嗒"声，尽管这个声音不大。虽然夏宇爸爸在旁边抚慰，两个志愿者与夏宇的舅舅在旁边协助稳定他的情绪，但是在治疗的前半程夏宇一直在大声喊叫，紧张、激动得满头大汗。后半程，夏宇逐渐适应和配合了，喊叫的声音也渐渐变小，后来就不再喊叫了，近2 h 的 Meta 经络重构治疗结束后，经络调理师也累得满头大汗。

第一次 Meta 经络重构治疗后，夏宇很快就在志愿者的帮助下穿好衣服，跑出了治疗室，并且在没有任何人引导的前提下来到了会客室，和大家一起坐下来。于教授递给他一个梨，他接过去就咬了一口，没有像治疗前那样不与人互动，眼睛亮了起来，而且敢对着手机了，夏宇爸爸很吃惊。我抢拍了一张夏宇、夏宇爸爸和万里行活动组委会主任在一起的照片，夏宇爸爸说，这是夏宇第一次和别人合影，爸爸露出了难得的笑容。在之后的几次治疗中，夏宇再也没有抵抗过，后来，他每次来了都往治疗室里跑，而且治疗完了还不走，等着玥嘉（一起接受治疗的患儿）来做治疗，坐在玥嘉的身边好奇地看着，试探地摸着玥嘉的手，有时在玥嘉的头后面坐着认真地看，有时去碰碰调理师手中的手柄，表现出了好奇心和兴趣。他看一会跑出去一会，再回来看一会。几个志愿者逗他，让他去牵玥嘉的手，他试探性地去触碰，最后握着不撒手。治疗第四天，夏宇的眼睛已经炯炯有神了，从他的眼睛里能够看到，这个孩子的"神"回来了，血气正在逐渐恢复。

夏宇爸爸严格按照万里行活动团队的要求，让夏宇从幼儿园休学回家，自己带着夏宇在家进行恢复，让夏宇自然成长。夏宇在治疗后喜欢奔跑，家人就经常带着他出去，他常常跑得满头大汗。家人还会带着夏宇找其他小朋友玩，带他到丽江的乡间。一个月后，夏宇爸爸反馈夏宇的饮食和睡眠质量改善了很多，仍然喜欢四处跑，跺脚的频率减少，晃手的强度减弱，能和家人互动了。从发来的视频中我们看得出夏宇的变化，大家都很高兴。在家长群里，大家分享信息，互相鼓励，互相关注，互相守望，给我们触动很大。家长们放下了沉重的思想负担，每个人都从焦虑状态中走了出来，心态也逐渐平和，而孩子们的变化也最大，可见父母的心态与孩子的恢复进展关系密切。家长的心态好，孩子就有了一个良好的成长发育环境。如果家长每天都焦躁不安、喜怒无常，孩子很难顺利康复，这是家长们需要认真思考的问题。

7个月的时间过去了，夏宇已经"摘帽"，再也不是孤独症儿童了。他身体壮实，个子也长高了。现在夏宇的运动强度也更大了，跑步时爸爸都跟不上。他现在越来越喜欢说话，有了情感的表达。夏宇得知姥爷住院了，会拉着姥爷的手，眼中流露出关怀和依恋的神情。去山上祭祖时，他往返全程都自己走，跟着家人完成了全部的祭祀仪式。他在家能自己看动画片，哼唱歌曲，和老人互动，独立吃饭，还学会了使用筷子。现在，我们已经很少看到他抖手、跺脚、转圈了。近期，他会说的话更多了，对家人的感情更丰富了，喜欢黏人，脸上有了灿烂的笑容，有安全意识（遇到汽车能主动避让），认知能力比之前明显提高，睡眠质量更好，身体的免疫力也更强了。

（2）病程记录（夏宇爸爸）

夏宇经过Meta经络重构治疗后变化如下。

吃饭：以肉类、米饭为主，糕点、面包为辅，偶尔吃香蕉、苹果，喜欢吃烤熟了的橘子，喜欢吃夹心饼干，喜欢喝乳酸菌饮品，一天平均能喝1L左右的温水，相比之前食量大了一些。

睡觉：睡眠质量很好，从晚上九点半左右开始可以睡到第二天早上八点。

娱乐：大部分时间都在家里玩，喜欢跑步、玩滑板车、玩衣架，能把衣架折叠成各种样子，不高兴的时候会到处扔。喜欢看动画片，能模仿动画片里人物的动作，还能说出动画片里的台词，记忆力很好。

以前他生气了会打自己的头，现在生气时会摔东西。以前他会在眼前玩手，现在基本不会有玩手的动作了。在家里，他会把妈妈的化妆品倒在盆里玩，把银行卡放在杯子里，再把杯子放在水上玩，把衣服和玩具扔进洗衣机里。他在家喜欢和狗、猫、鸡、羊一起玩，特别喜欢鸡，每天要看好几次，偶尔会喂鸡。当放在家里的手机响起铃声时，他会把手机拿给我们让我们接电话（以前，他听到手机铃声会捂起耳朵，表现出害怕的样子）。

语言方面：他偶尔会说出一些新句子，比如："妈妈快回来！""奇怪了，奶奶去哪儿了？""熊二快醒醒！熊二！英雄！英雄！"等。我们在一起玩时，他会说出动画片里一连串的台词，逗得我们哈哈大笑。

（3）调理师医案记录

调理师：于婷婷

患儿和某（小名：夏宇），男，2015年7月出生，云南省丽江市人，2021年7月6日，患儿确诊为儿童孤独症。2021年7月16日，患儿家长提出康复申请，患儿于2021年7月26日开始进行为期8次的Meta经络重构干预，干预前后患儿症状表现对比见表2-21。

表2-21　干预前后患儿症状表现对比（夏宇）

症状表现	第一次调理前	第八次调理后
行为	1. 多动，到处乱跑 2. 喜欢玩手，用手抓生殖器 3. 注意力不集中，不看有字幕的动画片	1. 多动的现象减少 2. 喜欢奔跑、用手抓生殖器 3. 可以看有字幕的动画片，且可以模仿台词，会哼唱动画片里的歌曲
情绪	情绪不稳定，发脾气时用手拍打自己的头部和下颌，用头撞人	心情佳，发脾气的次数减少
交流	与他人无眼神交流，不能表达自己的需求，不能完成指令。呼叫患儿的名字时，患儿无回应	有眼神交流，可以简单表达自己的需求，且在呼叫患儿的名字时，患儿有应答。开始喜欢和周围的小朋友一起玩耍

续表

症状表现	第一次调理前	第八次调理后
语言	语言重复，发音困难，口齿不清。无主动语言，且模仿语言能力差	发音较之前清晰，说话较多，词汇量较之前丰富
饮食	挑食，喜欢吃甜食	食量增加，且吃的食物的种类增加
二便	小便次数多	二便正常
睡眠	入睡困难，易醒，睡觉时易出汗	睡眠质量佳，睡觉时较安稳
其他	经常鼻出血，耳道分泌黄色黏液	鼻出血次数减少，耳道分泌的黏液减少

截止到 2021 年 8 月 4 日，患儿已顺利完成 8 次治疗，短期内多项生理功能得到明显改善，家长非常满意并认可，CARS 量表评分从 32 分降到 21 分。经过经络分析师对患儿进行现场健康情况分析，评价治疗有效。经随访，患儿运动能力强，喜欢户外活动，与周围的小朋友相处融洽。

2. 玥嘉案例

（1）病程记录（万里行志愿者）

2021 年 7 月 26 日，万里行活动来到丽江。玥嘉幸运地得到了救助名额，接受了 Meta 经络重构治疗。

治疗前，我们见到了玥嘉，玥嘉说话柔声细语，妈妈介绍了孩子的基本情况：玥嘉今年 4 岁 10 个月了，日常的情绪非常不稳定，需求得不到满足时脾气暴躁，会在地上打滚、哭喊，一分钟都等不了；她经常沉浸在自己的"世界"里自言自语，独自玩，喊她名字的时候她毫无反应；语言沟通无效，不会说完整的句子，不会表达想要什么东西；身材偏瘦，体重无增长，达不到同龄人标准；有时尿裤子。于教授在问诊的过程中得知，玥嘉在出生的时候被诊断为甲状腺功能减退症，从出生开始服用了 2 年左甲状腺素钠，服药期间，由于无名发热，玥嘉也服用过退热药。我们见到玥嘉时候，发现玥嘉有脊柱侧凸。检查期间，她无法和他人进行交流互动，也不理人，总是自言自语。

第一次治疗时，玥嘉对声音很敏感，胆子非常小，开始时虽然哭闹，但在妈妈的安慰和志愿者的帮助下顺利地完成了治疗。在之后的几次治疗中，玥嘉逐渐适应了，也不再需要妈妈在现场陪伴，再后来，玥嘉会在治疗期间和调理师、志愿者频繁互动，脸上渐渐有了笑容。治疗期间，夏宇来看玥嘉，还尝试慢慢地牵着她的手，她也不反感，和夏宇进行互动。几次治疗后，玥嘉的脊柱侧凸得到了纠正，和夏宇互动频繁，还主动找另一个小朋友玩，语言渐渐丰富起来，脸上笑容也灿烂了起来，不再执着于自己的事情，能接受妈妈的意见，知道关心其他小朋友，眼睛越发明亮和灵动。8 次 Meta 经络重构治疗完成后，我们告诉玥嘉妈妈，回去要自然修养，不要给玥嘉任何干预和培训，给她充足的修养时间，玥嘉妈妈非常认可，并表示一定遵守指导。

7 个月过去了，玥嘉妈妈给我们发了很多信息和视频，看得出玥嘉在逐渐恢复，而且恢复速度很快。玥嘉妈妈说："经过治疗，玥嘉的身体和心理都发生了很大的变化，不狂躁了，在需求得不到满足的时候会委屈，但不会在地上打滚、哭闹了，而且愿意听家长的话；玥嘉的语言进步很大，能够完整地说出很多句子，表达的内容也逐渐清晰，礼貌用语也运用得比较好，有时她会突然说出在学校里学到的知识，还会跟唱歌曲；反应速度变快了，以前叫她多次她都没有回应，现在只要叫她的名字她基本能马上做出回应；喜欢帮忙，会表达自己的情绪，记忆力变好了；身高和体重都有了比较大的变化，肠胃功能变好了，体重长了 2 kg，也长高了。"

玥嘉目前在幼儿园和小朋友互动得非常好，还自己创作了贴画，能和小朋友一起同台表演节目。一次在妈妈感冒时，她给妈妈冲感冒药并说："妈妈你吃药啊！"玥嘉喜欢小动物，她很喜欢猫，会轻柔地抚摸猫的后背。爸爸钓上来鱼，她还用手抓鱼，说："这鱼好大啊！"，她还经常和妈妈一起做游戏。

玥嘉已经摘掉孤独症的"帽子"了，妈妈非常欣喜，没有想到玥嘉恢复得这么快。现在，玥嘉喜欢穿新衣服，喜欢打扮自己了，接受和处理信息的能力显著提升，在优化的家庭环境下快速地康复并进入了普通的幼儿园学习。

玥嘉的快速康复除了有 Meta 经络重构疗法的功劳外，玥嘉妈妈的配合和心态的放松也至关重要，妈妈做到了关注而不干预，陪伴，尽心地为玥嘉改善饮食，让玥嘉自由自在地成长。

（2）病程记录（玥嘉妈妈）

2022 年 11 月 1 日，玥嘉 6 岁了，从 Meta 经络重构至今，玥嘉给了我们太多的惊喜。玥嘉说话比较晚，跟同龄孩子相差太多。治疗前，玥嘉只会说两个字的词，很难完整地表达，治疗后，玥嘉的语言发展很快，表达的意思也越来越完整、清楚，家长也能知道她想要什么了。

以前的玥嘉喜欢独处，呼唤她的时候总是得不到她的回应，感觉她有自己的世界，不需要和别人交流。现在，她的反应速度明显变快了，别人叫她的名字时她会马上回应。玥嘉的记忆力也增强了，能记得生活中的物品放在哪里。

玥嘉现在会画画，会自己搭配颜色，在学校里很多时候都可以独立完成一幅画。生活中，她能独立穿衣、吃饭、睡觉，老师说玥嘉进步很大。玥嘉经常和老师聊天，还会"告状"，在幼儿园跟小朋友也相处得很好，出去喜欢主动和小朋友玩，对"你好""谢谢""再见"这些常用词语运用得非常好。

玥嘉在居家期间，体温正常，食欲也不错，每天生活的主要内容是画画，用玩具搭房子。她很喜欢和姐姐一起玩，喜欢说话，也很听姐姐的话，有时候调皮，精力充沛，出门做核酸检测能有序排队，但是做检查的时候有些害怕，会让医生"轻轻的"，做完检查以后会说："我不要做核酸了"。

玥嘉的体重和身高明显增长了，思维也灵活起来了，有时她会耍小聪明，会想办法处理掉不想要的东西，拿到想要的东西。

后续：一天，玥嘉在爸爸下班回家后迅速地打开了自己的书包，从书包里拿出一个手作的领带，拿到爸爸面前说："爸爸节日快乐！你辛苦了，我爱你。"一天晚上，玥嘉说要喝水，我说："好的，你自己去吧"，她就自己爬起来喝水，玥嘉爸爸笑了一下，然后起来给她端水，玥嘉就说："老爸，你笑起来真好看，你特别好看！"

一天晚上，玥嘉回到家饿了，就对爸爸说："老爸，我要吃面条，香香的面条。"玥嘉爸爸把面条为她煮好，她说："谢谢爸爸，爸爸煮的好吃！"

（3）调理师医案记录

调理师：于婷婷

患儿胡某（小名：玥嘉），女，2016年11月1日出生，云南省丽江市人，2021年7月8日，患儿确诊为儿童孤独症。2021年7月18日，患儿家长提出康复申请，患儿于2021年7月26日开始进行为期8次的Meta经络重构干预，干预前后患儿症状表现对比见表2-22。

截止到2021年8月4日，患儿已顺利完成8次Meta经络重构治疗，短期内多项生理功能得到明显改善，家长非常满意并认可，CARS量表评分从23分降到19分。经过经络分析师对患儿进行现场健康情况分析，评价治疗有效。经随访，患儿步入幼儿园，生活及学

表 2-22　干预前后患儿症状表现对比（玥嘉）

症状表现	第一次调理前	第八次调理后
行为	1. 多动 2. 无危险意识 3. 经常上蹿下跳，乱扔东西	1. 仍多动 2. 做事独立性增强 3. 喜欢与人拥抱，喜欢跑跳
情绪	急躁，经常发脾气，哭泣的时候在地上翻滚	情绪基本稳定，未有无缘无故发脾气的现象
交流	可以进行简单的交流，有时在呼叫患儿时，患儿无反应。有时答非所问	呼叫患儿名字时，基本有应答。对话交流时，患儿思维灵敏
语言	吐字不清。自言自语多	吐字较之前清晰，词汇量较之前丰富
饮食	饮食正常	饮食佳，食量较之前增加
二便	正常	小便次数增多。其余正常
睡眠	睡眠质量佳	睡眠质量佳
其他	无	无

习能力均有明显提高。

3. 梓妍案例

（1）病程记录（万里行志愿者）

梓妍在接受 Meta 经络重构治疗之前曾在康复机构进行过 2 年的康复训练，后来在 ABA 训练机构接受过 3 个月的干预。机缘巧合，万里行活动来到丽江，梓妍接受了公益救助。

梓妍妈妈告诉我们："梓妍是在 4 岁时被诊断为孤独症谱系障碍的，当时她还不会说话，不懂得听指令。梓妍一直没上幼儿园，她在小的时候挑食不严重，后来挑食越来越严重。她的理解力差，排斥陌生环境，总是害怕、想逃跑。ABA 训练 1 个月之后，梓妍能说话了，只是口齿不清，认知好了很多，对陌生环境的排斥情绪减轻，但是之后梓妍一直停留在这个阶段，逻辑不清晰，理解力还是很差，进步越来越小。2 年后，我带她回了丽江。回到丽江后不久，我们就遇到了万里行团队，于是抱着试试看的心态，我们参加了。梓妍在接受 Meta 经络重构治疗的时候已经 6 岁多了。"

在治疗开始的前一天，我们见到了梓妍，从她的脸色看得出孩子肺气非常虚。她说话音调很低，喜欢独自跑到门外的鱼池看小鱼，断断续续地说："这个、这个、鱼、鱼"，有拿工具要接触鱼的意图，但说不出完整的句子。当大家和她互动时，她没有回应的意识，不予理睬。

我们从梓妍的表情中看不出抵触情绪，她与人无目光对视，仅和妈妈有些互动。她在 Meta 经络重构治疗期间没有哭闹，喊了一句"救命"；2 次治疗之后，她和志愿者有互动了，和调理师也有了互动，之后的几次治疗，她就可以自己去治疗室了。

Meta 经络重构治疗 6 个月后，梓妍妈妈回忆说："我是一个比较粗心的人，但还是能感觉到梓妍有明显的变化。治疗期间她就想去找姐姐玩了，姐姐写作业她会在后面故意打扰姐姐，让姐姐去找她；对视比以前好了很多，9 月（治疗后 1 个月）开学，我就把她送到了普通的幼儿园，刚开始我有些忐忑不安，但我担心的各种状况都没有发生，梓妍很好地适应了学校，虽然不太能跟着学习，但她能够遵守规则，能帮老师接水，然后端出来给老师，能做运动，能出去秋游。她的逻辑思维比以前强了一些，刻板语言少了，发自内心的话说得多了；与姐姐相处时调皮了很多；不再是单纯地听家长话，也有了自己的想法，把自己的东西保护得很好，自我意识强了很多。"

梓妍曾在机构接受过 2 年的干预，在语言方面，重复性的仿说比较多，以单音节为主，不能用完整的句子表达，没有主动沟通的能力，仅梓妍妈妈能听懂她说的话。因此，梓妍在 Meta 经络重构治疗后的主动语言能力恢复时间较长。

从梓妍妈妈发来的照片和视频可以看到，梓妍已经可以和幼儿园的小朋友一起做游戏了，互动频繁；挑食现象得到很大改善；在家里吃饭时可以用筷子，懂得为他人夹菜；能够和姐姐互动；懂得保护自己的东西并维护自己的权益。

随着梓妍的康复，梓妍妈妈的心态也有了很大的改变，会积极分享孩子的状态与心得。

（2）调理师医案记录

调理师：于婷婷

患儿张某（小名：梓妍），女，2015年2月23日出生，河南省周口市人，2020年6月13日，患儿确诊为儿童孤独症。2021年7月16日，患儿家长提出康复申请，患儿于2021年7月26日开始进行为期8次的Meta经络重构干预，干预前后患儿症状表现对比见表2-23。

表 2-23　干预前后患儿症状表现对比（梓妍）

症状表现	第一次调理前	第八次调理后
行为	1. 胆小，害怕见到陌生人 2. 经常大喊大叫	1. 较之前活泼，主动参与小朋友的游戏 2. 大喊大叫的现象减少
情绪	经常毫无理由地哭泣，发脾气的次数多，生气时拍打自己	情绪良好
交流	与他人无眼神交流，无肢体交流，与家人基本无对话。呼叫其名字时，患儿无回应	与家人的关系较之前亲密，会主动对家长撒娇，在受到姐姐的欺负时，会主动找家长"告状"，遇到困难时，能主动向家长寻求帮助
语言	语言重复刻板，主动语言少	词汇量较之前丰富，能用语言表达自己的想法和情绪
饮食	挑食，只吃几种蔬菜，如土豆、蒜薹，喜欢吃主食，吃零食较多	食欲佳，饮食的种类增加，吃零食量减少
二便	正常	正常
睡眠	睡眠质量佳	睡眠质量佳
其他	面部及身体臃肿	面部较之前清秀

截止到 2021 年 8 月 4 日，患儿已顺利完成 8 次 Meta 经络重构治疗，短期内多项生理功能得到明显改善，家长非常满意并认可，CARS 量表评分从 38 分降到 27 分。经过经络分析师对患儿进行现场健康情况分析，评价治疗有效。经随访，患儿正式步入幼儿园，运动能力明显提高，与同学相处融洽。

4. 秋辰案例

（1）病程记录（秋辰妈妈）

秋辰出生于 2013 年 4 月 14 日，在 2 岁以前和正常小朋友一样学说话，模仿大人做事，看不出有异常。但是随着年龄增长，只有叫他吃东西的时候，秋辰才会喊出"奶奶"之类的称呼。到后来，他几乎一言不发。6 岁时，秋辰患了很严重的癫痫。

2021 年 7 月，万里行活动来到丽江，秋辰很幸运地得到万里行团队的救助。团队的于教授看了秋辰的检查资料发现，秋辰还患有很严重的脊椎侧凸。

治疗前，秋辰每天发作 2~3 次癫痫，每次持续 10~20 min。秋辰身上起了很多疹子，经常被他挠出血，起疹子的症状伴随秋辰大半年之久，涂抹各种药物都没有效果。秋辰的睡眠质量很差，每隔 4~5 天就有一个晚上睡不着。他的情绪非常不稳定，玩着玩着就会发脾气，经常玩小木棍，一玩就玩很久，沉浸在自己的世界里。

第一天治疗结束，秋辰的脊柱侧凸就好了，脊柱恢复了正常的曲度，秋辰可以笔直地站着了，看上去长高了不少，我和秋辰爸爸都非常激动，心里对万里行团队充满了感恩。第二天治疗结束后，秋辰和我有了对视。在第三天治疗结束后，秋辰的状态很好，从只顾着自己玩木棍，到对身边各种事物都产生了好奇心，有了探索行为，改变非常。之后的几次治疗他都有不同程度的改变。

现在，秋辰身上的疹子都好了，睡眠质量也很好，情绪也非常稳定，癫痫也明显好转，发作频率和程度都已经降低了。秋辰手臂的力量也恢复了一些，手指有了力量，可以自己打开八宝粥的小勺，右手拿得动碗了。吃饭时，饭掉在衣服上，他可以眼、脑、手协同地很快地把饭捡起来放到嘴里。右手晃动的频率越来越小。可以反复听电子书，知道家里的东西放在何处，对特定事物有了感觉和兴趣。秋辰有了和奶奶互动交流的意识，能轻微发出"阿奶"的声音。去邻居家做客能安静地吃饭，能明白妈妈说话的意图，眼睛有神了。秋辰现在依然在不断康复中。

后续：治疗前，秋辰在人多、声音嘈杂的环境里半个小时就会出现情绪崩溃、大哭大闹的现象。但有一次，秋辰去打疫苗，人很多，我们大概等了 2 h，秋辰全程都很安静，跟在大人后面排队，注意观察周围事物，看到大家拿着单子，自己手里也要拿着，这是秋辰真正意义上的"第一次"遵守公共秩序。

（2）调理师医案记录

调理师：于婷婷

患儿朱某（小名：秋辰），男，2013 年 4 月 14 日出生，云南省丽江市人，2021 年 7 月 13 日，患儿确诊为儿童孤独症。2021 年 7 月 16 日，患儿家长提出康复申请，患儿于 2021 年 7 月 26 日开始进行为期 8 次的 Meta 经络重构干预，干预前后患儿症状表现对比见表 2-24。

截止到 2021 年 8 月 4 日，患儿已顺利完成 8 次 Meta 经络重构治疗，短期内多项生理功能得到明显改善，家长非常满意并认可，CARS 量表评分从 35 分降到 17 分。经过经络分析师对患儿进行现场健康情况分析，评价治疗有效。经随访，患儿目前身上的疹子好转，体重增加，发病的次数明显减少，可帮助家人做家务，与家人互动增多。

表 2-24　干预前后患儿症状表现对比（秋辰）

症状表现	第一次调理前	第八次调理后
行为	1. 多动，喜欢玩小木棍，拿着木棍在眼前晃动 2. 坐姿及站姿时，身体蜷缩	1. 多动现象减少，好奇心增强，玩游戏的种类较之前丰富 2. 坐姿及站姿时，身体不再蜷缩
情绪	情绪不稳定，经常发脾气	情绪较稳定
交流	一个人玩耍，与周围人基本无交流	与家人关系较之前亲密，与家人互动增多
语言	不发出声音	在着急的时候会发出"要""嗯""啊"等的声音
饮食	喜欢吃面食，但食量小	食量增大，饮食种类丰富
二便	正常	正常
睡眠	正常	正常
其他	1. 身上多处起疹子 2. 每日发病 2 次，具体表现为耳部发红，在地上来回翻滚，用手拍打头部，乱扔东西，哭泣，持续时间为 10 min 3. 身材瘦小，面色暗黄 4. 脊柱侧凸，走路姿势异常	1. 身上的疹子基本消失 2. 发病的次数明显减少 3. 体重增长，面色改善 4. 走路姿势正常

5. 铭铭案例

2022 年 10 月 17 日，18 岁的铭铭开始接受 Meta 经络重构治疗。10 月 21 日下午，铭铭结束了一个疗程的治疗。

治疗前铭铭在康复机构康复到了 14 岁，但还有以下核心症状：平时总是低着头看地面，不看人，不能抬头注视、对视；不自觉地眨眼、眼部肌肉跳动，导致他总爱趴在桌子上试图阻止眨眼；习惯性地端起两只小臂，不能放下；手不能正常使用筷子就餐；不能简单互动和说话；嗜睡，每天睡 12 h 以上。

经过 1 个疗程的 Meta 经络重构治疗，铭铭的状态有了显著的变化：原来铭铭的眼睛睁不开，会不自觉地眨眼，治疗后他眨眼的频率大幅度降低，眼睛可以睁开了；原来他的小臂放不下去，总爱趴在桌子上，治疗后他可以放下小臂了；在治疗期间可以简单地和调理师进行交流，能配合调理师翻身或把手放下来；不抗拒治疗，不再嗜睡。

调理师观察记录：经过干预，患者睁眼幅度增大，对外界感知力增强，乘坐电梯时可环顾四周，观察周围人群；患者情绪焦虑紧张程度减轻，尤其是面对陌生人和处于陌生环境时改善较明显；患者肢体回应增多，如回头、注视。患者经过治疗，短期内多项生理功能得到明显改善，家长非常满意并认可。患者目前处于青春期，多项指标的改善为其后续发育奠定了基础，未来改善空间较大。家人反馈国庆期间带着铭铭去爬山，他可以照相还能摆姿势，脸上充满笑容，眼睛睁得大大的，可以和家人互动。

（铭铭调理师）

6. 林林案例

林林，男，5岁。因幼儿园老师告知家长孩子注意力不集中、多动，故家长向相关医学专家进行了咨询，后经测评，专家建议患儿去相关机构进行康复训练。最终家长没有选择去相关机构，主动来到洽圩（北京）综合医学研究院寻求治疗，经研究院专家观察，初步诊断患儿为脑发育迟缓，需接受一个疗程的 Meta 经络重构治疗，之后按要求进行健康管理。

林林在2岁半以前主要由爷爷奶奶抚养，当时他同周围小朋友交流没有障碍。2020年回京后，由于家长陪伴时间较少，缺乏沟通，孩子大部分时间独自玩耍，导致林林无法适应周围的新环境，出现咬手及咬下唇的现象。

经过治疗，近一年来林林已经有了一些改变，和小朋友玩耍时参与度较去年明显提高，由习惯待在家里独自玩耍转变为喜欢长时间在小区里和小朋友玩耍，比如滑滑梯、荡秋千。但仍然无法久坐，喜欢来回跑动，注意力不集中，爱咬手及下唇。治疗前林林出现过数次发热，常伴有咽部发炎，每次均给予了西药治疗。治疗后林林偶尔也有咳嗽及流涕的症状，没有发热。

开始治疗时，林林因对环境陌生，抗拒进入治疗室进行治疗，大声哭泣并多次说："我想回家"。但开始治疗后，林林较快适应了环境，配合度逐渐提升。之后的几次治疗都是自己主动进入治疗室的，自行脱衣服。

最后一次治疗时，林林出现发热，双侧腋下温度最高均为38.4℃，且治疗期间出现数次呕吐。于教授告知家长不用进行任何干预，多喝水，好好休息，记录体温。回家后，林林的体温有波动，但均未超过38℃，呕吐次数逐渐减少。治疗结束后，林林咳嗽明显减轻，24 h后退热，这是林林第一次没有服用退烧药自行退热。

治疗结束一周后，林林的变化很大：他开始讲连环画中的故事，是自主且连贯的。喜欢和小朋友玩了，开始主动和陌生小朋友玩耍，主动询问小伙伴叫什么名字、几岁了、上什么幼儿园，如厕后能自己主动擦拭，之前均为家长代劳，自己没有主动意识去擦拭。开始愿意主动聊幼儿园里发生的事情，之前不会主动分享。以前带他出门需要拉着，现在不用了，他可以跟着走，精神状态好了，明显安静下来了。

（林林调理师）

五、万里行惠州站案例

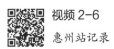
视频 2-6

惠州站记录

1. 轩宁案例

（1）病程记录（轩宁调理师）

轩宁是万里行惠州站被救助的孩子。救助期间，轩宁的恢复已经显现，救助后回到南宁，轩宁妈妈带着他休息了 1 个月，之后就送他去普通幼儿园了。从轩宇妈妈反馈的信息和视频来看，轩宁恢复良好，轩宁妈妈的心态和情绪也得到了缓解。

2022 年 3 月 20 日晚，轩宁妈妈发来信息说："今天做了一件错误的事情，去年轩宁可以骑自行车了，今天我让他去骑，但他好像忘记了，脚不动。我就一直重复地说'骑啊骑啊、踩啊踩啊'，还推动他的脚。轩宁可能是心理压力太大了，骑了 3 圈就回来了。回家之后他就开始发脾气，之前他都是安安静静的，睡前还会找我撒娇。"第二天妈妈又发来信息说："现在他还是呆呆的，昨晚没有睡觉，可能是因为我给他的压力太大了，他再走到那条路时很抗拒，平时喜欢的荡秋千他都不去了。"

对此现象，于教授分析，孩子的心理能承受的压力非常小，孤独症儿童的心理耐压极限被外环境带来的压力多次突破，导致患儿出现各种怪异行为。

陈教授分析认为，孩子有上进心和虚荣心，但骑自行车对他来说还有点难度，所以受挫了。可以用孩子能理解的方式鼓励他说："你本来能骑好的，是妈妈着急了，你能行的。"

于教授指导："Meta 经络重构后，家长创造舒适的环境，陪伴、记录、分享孩子点滴进步的同时，家庭紧张、不和谐的氛围也要慢慢改变。儿童孤独症是大病与慢病，治（医）养结合是关键。"

经过 Meta 经络重构之后的孩子进入恢复期时，生理改善需要经历一个过程。恢复时间、进展速度因人而异，心理的协同发展更需要时间。在治疗和康复过程中，主基调是医养结合，Meta 经络重构前主要矛盾是"医"，Meta 经络重构后，主要矛盾是"养"。等孩子身体养好了，具有接收和处理信息的能力后，再适时教导。如果家长着急，强行去教，反而有害，会激发出孩子各种异常行为（如晃手、跺脚、转圈、奔跑、狂躁、情绪失控、自言自语、词不达意、刻板、目光游离、孤僻等）。在 Meta 经络重构之后足够的休养生息时间和自我修复机会非常重要，要给孩子一个宽松、自由的环境。

（2）病程记录（轩宁妈妈）

轩宁在接 Meta 经络重构治疗后，我们欣喜地看到孩子在各方面都有了明显改善。

听指令方面：治疗前轩宁听指令不及时，甚至"听不见"；治疗后，他对指令反应迅速，大部分时间第一次听到指令就会去执行，即使在玩耍或在很远的地方，他只要听到指令就会去执行。

理解能力方面：轩宁可以精准地执行指令，说明他懂得思考，理解能力提升了。我让他去三楼办公室把钥匙拿下来，他就可以自己上楼把钥匙拿下来，中途没有提醒他也不会跑开去玩。我让他从阳台拿桶、帮我拿手机等，他都能迅速地去做。

情绪方面：轩宁在治疗后出现过 3 次大闹的情况。第一次是 1 月 20 日，闹情绪时长 7 天，晚上不睡觉，一天只睡 2~3 h；第二次从 4 月 9 日开始，闹情绪时长 5 天；第三次从 8 月 4 日开始，闹情绪 4 天。轩宁在 Meta 经络重构之前没有出现过此类现象。每次大闹之后，轩宁的情绪就会特别平静，爱笑且听话，各方面也体现出进步，尤其是体力和主动性进步较大。

饮食方面：挑食问题依然存在，但是食量变大，以前吃半碗饭，现在每餐能吃一碗多的饭；依然爱吃肉，吃蔬菜的量比之前多一些，变得爱喝水了。

思维方面：轩宁变得有主动性、有需求、有想法了。治疗之前，他都是按妈妈的安排做事，不反对，没有个人喜好。

其他方面：从 2022 年 10 月 26 日开始咳嗽了 2 天，10 月 28 日发热，持续了一天，只是让他多喝水，补充电解质，刮痧，并按照于教授指导的方法处理；10 月 29 日体温降了下来，晚上就不发热了，11 月 1 日咳嗽也好了。这是轩宁接受 Meta 经络重构治疗后 10 个月以来第一次发热，且自行退热。

轩宁近期掉牙了，他会自己摇牙齿，以前没有这个动作。

现在能明显地感觉到轩宁的综合能力提高，学习速度更快了。特别是在动手方面，在旁边通过观察就能学会技巧，治疗之前要一周甚至两周才能学会。最近给轩宁改了名字，我们唤他的新名字的第二天轩宁就回应了，知道是在叫他。

2023 年 1 月 27 日：春节期间，我们将轩宁交给亲戚带，没有特别关注。大年初一，在套圈领红包的环节，我第一次教轩宁如何扔圈，他很快就学会了，自己排队套圈，并套中了 3 个红包。

大年初三，轩宁姥姥所在的村子搞"回娘家"活动，全村的人在大祠堂聚会，轩宁没有乱夹最爱吃的肉，只夹自己面前的菜。

轩宁能独立洗澡了，洗完后能自己关水、穿衣服，且对冷热感知越来越准确。

（3）调理师医案记录

调理师：于婷婷

患儿张某（小名：轩宁），男，2014 年 7 月 27 日出生，广西壮族自治区南宁市人，2021 年 3 月 9 日，患儿确诊为孤独症谱系障碍。2022 年 1 月 4 日，患儿家长提出康复申请，患儿于 2022 年 1 月 10 日开始进行为期 8 次的 Meta 经络重构干预，干预前后患儿症状表现对比见表 2-25。

截止到 2022 年 1 月 18 日，患儿已顺利完成 8 次 Meta 经络重构治疗，短期内多项生理功能得到明显改善，家长非常满意并认可，CARS 量表评分从 34 分降到 33 分。经过经络分析师对患儿进行现场健康情况分析，评价治疗有效。患儿已步入幼儿园，完全适应幼儿园的生活，与小朋友相处融洽，学习能力明显提高。

表 2-25　干预前后患儿症状表现对比（轩宁）

症状表现	第一次调理前	第八次调理后
行为	焦虑时握紧拳头，或者咬手指甲，尖叫，多动，不停地奔跑	多动减少，咬手指甲及尖叫的次数减少，体力提高
情绪	情绪平稳，无波动	较之前开朗，爱笑
交流	与他人无眼神交流，不能正确完成指令，有需要时，拉着大人的手完成	与他人眼神交流较之前多，能主动找妈妈一起玩游戏，主动帮妈妈做家务。指令完成度明显提高。肢体语言较之前丰富
语言	无主动语言，偶尔可以仿说，仿说时，声音小	仿说能力提高，说话声音较之前大
饮食	挑食，不吃质地软的食物，喜欢吃油炸、香脆的食物	挑食，但食量增加
二便	小便正常。便秘，有时 4 天排便一次	小便正常。大便一天一次，便质正常
睡眠	睡眠质量佳	睡眠质量佳
其他	咳嗽，有痰	无

2. 宏翊案例

（1）病程记录（宏翊妈妈）

2022 年 1 月 10 日，宏翊接受了万里行活动的救助。

宏翊在 4 岁时被确诊为孤独症，在相关机构接受了 4 年的训练，进展不大。接受 Meta 经络重构治疗之前，宏翊经常沉浸在他的自我世界中，两只手相互拍打的速度很快，完全不关注周边发生的事。现在走在大街上，宏翊会留意一下特别的事物，会回头看一两眼，虽然没有分享或表达出来，但我知道他会注意周边的事物了。

治疗之前宏翊很敏感，不能使用吹风机，现在宏翊能自己拿吹风机吹头发。之前宏翊抗拒用手去拿有油腻感的肉（如鸡腿、鸡翅、排骨等），现在可以接受吃完去洗手了。

治疗后，宏翊的平衡能力有所提升，可以玩一些比较难的平衡项目，力量也提升了一些，学会了骑自行车，骑得很快，还喜欢和父母互动。

宏翊的自控能力尚未完全恢复，还是喜欢跑动，小动作很多，时不时还会拍手、晃手。2022年9月，宏翊去了公立小学，有一个"影子老师"。在小学的2个月里，宏翊适应情况还可以。在语文、数学、英语课上大部分时间在玩，会斜眼或搞点小动作，喜欢音乐、美术、体育课上玩乐的活动，喜欢唱唱跳跳。抛开学业不谈，我感觉宏翊在小学的状态比在幼儿园还好，作息非常有规律，在课间休息时，可以去操场自由活动，中午回家休息。学校里的氛围很好，老师可以包容宏翊在课上的自言自语和偶尔的大声尖叫。

宏翊便秘的症状依然存在，Meta 经络重构后2个月的时间里，他可以正常排便，第三个月又开始便秘，2~4天大便一次，排便时间较长。近来，宏翊不思饮食，肠胃功能比较差。

宏翊在情感方面也有提升，爱撒娇了。每天会甜蜜地呼唤爸爸妈妈，有时候会抱着妈妈亲一下，让妈妈抱。近期，他感冒了一次，没发热，流涕、咳嗽10天，自己学会了擤鼻涕。开学后，宏翊学会了跳绳，一次可以跳几十个，以前只会跳一个。

2023年2月16日：

宏翊又有点小进步了，宏翊变得勤快了很多，我安排他拖地、扫地，他都干得有模有样。他还喜欢进厨房看我做饭，还时不时在这里摸一下，在那里按一下，或关掉正在煮饭的电饭煲。有时我让他拿东西他也都能完成。有一天，我在客厅，我叫他去厨房拿一瓶椰子油（在这之前我没特意告诉他哪个装的是椰子油），跟他说："不知道放在哪里了，你自己找一下。"宏翊很快就拿出来了，我想应该是他平时看见我们使用，观察而且记住了。以前，我问他过去发生的事，他完全回答不出来，昨天中午在接他回家的路上，我随意问了一句："今天美术课画了什么呀？"宏翊回答："画树"。放学回家后我看了他的画本，他画的真的是树。

目前宏翊总是喜欢黏着我，要抱抱、亲亲，说："亲亲我的脸蛋，亲亲我的鼻子"，有时我和他走在路上，他也会停下来和我说："妈妈抱我"，我拥抱他一下即可。

（2）调理师医案记录

调理师：于婷婷

患儿陆某（小名：宏翊），男，2014年3月11日出生，广东省惠州市人，2017年12月21日，患儿确诊为孤独症谱系障碍。2022年1月4日，患儿家长提出康复申请，患儿于2022年1月10日开始进行为期8次的Meta经络重构干预，干预前后患儿症状表现对比见表2-26。

截止到2022年1月18日，患儿已顺利完成8次Meta经络重构治疗，短期内多项生理功能得到明显改善，家长非常满意并认可，CARS量表评分从33分降到30分。经过经络分析师对患儿进行现场健康情况分析，评价治疗有效。患儿已步入小学，虽自控能力仍较差，但已能完全适应小学的生活，运动能力明显提高，学会了跳绳等体育项目。

表 2-26　干预前后患儿症状表现对比（宏翊）

症状表现	第一次调理前	第八次调理后
行为	不停地拍打双手，或者不停地用手背拍打积木，不玩其他玩具。平衡能力差	开始接受新的玩具（保龄球）。拍打双手的频率降低，运动能力明显提高
情绪	对声音敏感，害怕吹风机的声音	对声音的敏感度明显降低，可以自己用吹风机吹头发
交流	与他人无眼神交流，对周围的环境不关注。与爸爸妈妈不亲密，有需求时可以主动用简单的语言表达	与他人眼神交流增多，喜欢黏着爸爸妈妈。指令完成度明显提高，有时会故意惹妈妈生气，不完成妈妈的指令
语言	说话声音小，底气不足	说话较之前清晰，喜欢唱歌，唱歌时声音洪亮
饮食	食量小，爱吃肉，不爱吃胡萝卜、青菜	食量减小
二便	经常便秘，4 天排便一次，经常使用开塞露	2~4 天排便一次，便质正常
睡眠	睡眠质量佳	睡眠质量佳
其他	咳嗽	咳嗽

3. 思娴案例

（1）病程记录（思娴妈妈）

思娴在 3 岁半时被确诊为孤独症，现在已经 8 岁了。思娴在相关机构康复了 3 年左右，略有进步，但生活尚不能自理，且行为不可控。

2022 年 1 月 10 日，思娴在惠州站接受了万里行活动的公益救助。思娴在治疗之前的异常行为表现主要有：经常歪着头，有不定时的斜视，注意力不集中，多动，来回跑动，情绪急躁易怒，且不容易被哄好。在交流上，她有需求时，需要拉着大人的手去完成，对别人的召唤不予理睬。指令完成度差，与他人无眼神交流、对视，最多只说 2 个字。

非常挑食，喜欢吃性寒凉、辣的、咸的食物，大便干燥，常在凌晨一点左右入睡，睡觉时拒绝家长的触摸，不盖被子。

经过 8 次 Meta 经络重构治疗后，思娴歪头、斜视的频率降低；2 个月后斜视大幅度改善；她的情绪平稳下来了；在交流上有了主动找其他小朋友一起玩耍的意图，在互动方面有进步，但社交能力还不足，看到别人手中有自己喜欢的物品或玩具会直接去拿。

思娴在指令完成度、语意理解、问题回答、反应速度方面均有所提高；发音较之前洪亮、清晰，说话内容较之前丰富；开始接受之前不爱吃的食物；二便趋于正常，尤其是大便干燥的情况有改善；睡眠有极大改善，睡觉时会贴着妈妈，与妈妈关系更加亲密。

在治疗后的 10 个月时间里，思娴回到了学校，能够和小朋友们在一起玩，在课堂上逐渐能够坚持下来。

思娴做事情较之前更有条理。比如在打扫卫生时，她会注意先套垃圾袋再倒垃圾。思娴的情绪问题有了大幅度改善，她现在情绪比较稳定，能听懂大人说话的意思，并且多半能记得，跟以前相比感觉她长大了。前段时间，思娴的爷爷奶奶来家里，思娴听到爷爷奶奶的声音很开心，自己跑去给他们开了门，还主动喊爷爷奶奶，这是她以前不会出现的行为，爷爷奶奶也感觉思娴变化很大。

2023 年 1 月 28 日：

思娴目前会主动叫家人，但还不会主动叫不熟悉的人。

思娴比以前听话一些，可以完成关门、关灯、开窗户、拿东西等指令。过年时，思娴会接住别人给的红包再给妈妈（以前要么不接，要么接住后丢掉）。以前思娴听到爆竹声很害怕，看到烟花也会害怕，现在，她不怕爆竹声了，可以自己拿着烟花，还要看大烟花。她想玩沙子时会主动说"海边、海边"。我们从老家回惠州时，思娴虽然舍不得，但是她没有哭闹，默默地带上自己的小玩具离开了，一路很安静。

（2）调理师医案记录

调理师：于婷婷

患儿黄某（小名：思娴），女，2014 年 3 月 1 日出生，广东省汕尾市人，2017 年 8 月 4 日，患儿确诊为孤独症谱系障碍。2022 年 1 月 4 日，患儿家长提出康复申请，患儿于 2022 年 1 月 10 日开始进行为期 8 次的 Meta 经络重构干预，干预前后患儿症状表现对比见表 2-27。

表 2-27 干预前后患儿症状表现对比（思娴）

症状表现	第一次调理前	第八次调理后
行为	经常歪头、斜视。注意力不集中，多动	在无聊时偶尔出现歪头、斜视的行为
情绪	急躁，容易发脾气，且不容易被哄好	情绪平稳
交流	有需求时拉着大人的手去完成。指令完成度差，与他人无眼神交流	主动找其他小朋友一起玩耍。指令完成度高。可准确地回答妈妈的问题
语言	最多说 2 个字	发音较之前清晰，说话内容较之前丰富
饮食	挑食，喜欢吃性寒凉、辣的、咸的食物	开始接受之前不爱吃的食物
二便	大便干燥	正常
睡眠	凌晨一点入睡，睡觉时拒绝家长的触摸，不盖被子	睡眠质量佳。睡觉时要求贴着妈妈睡
其他	无	无

截止到 2022 年 1 月 18 日，患儿已顺利完成 8 次 Meta 经络重构治疗，短期内多项生理功能得到明显改善，家长非常满意并认可，CARS 量表评分从 35.5 分降到 28 分。经过经络分析师对患儿进行现场健康情况分析，评价治疗有效。患儿情绪、理解能力等均有明显提高，可以适应学校的生活。

4. 子涵案例

（1）病程记录（子涵妈妈）

2022 年 1 月，万里行活动来到惠州，子涵有缘接受了 Meta 经络重构治疗。治疗 10 个月后，子涵变化如下。

治疗前，子涵行为严重刻板，拒绝改变习惯；发脾气时，甩手的动作频繁，大声喊叫，双膝直接跪在地上，或在地上翻滚；性格暴躁，在需求不被满足时发脾气；交流沟通能力很差，平时一个人玩耍，与周围人基本没有眼神交流；主动语言少，说话不连贯；挑食，喜欢吃水果，不喜欢吃蔬菜；二便正常；有时入睡困难；嘴唇干燥、起皮，唇周溃疡。

Meta 经络重构治疗之后不久，子涵在发脾气时甩手的次数减少；虽然主动交流不多，但眼睛较之前有神了；语言虽不连贯，但在表达上有提高；食量增大，吃饭速度较之前快；晚上睡眠质量好了很多；嘴唇较之前滋润，起皮现象基本消失。

Meta 经络重构结束后 1 个月，子涵"无端"情绪爆发程度降低，单次发作时间明显缩短，发作频率明显降低；首次有了花钱的概念，拿起一块钱的硬币对妈妈说："去摇摇车、（买）棒棒糖"；可以耐心等待；拉妈妈手说："走路"。后来，子涵去了幼儿园，在影子老师的引导下会简单打招呼及回应，但未发展出主动社交。子涵的主动语言目前比较局限，仅限于有需求时。子涵画画的逻辑提高，要画画时会简单表达需要的材料。在日常生活中，思娴说 5~6 个字很顺畅，对长句表达比较吃力；可以完整唱完一首儿歌。

子涵情绪问题还在，她性情急躁，愤怒时会打头。目前还总看一个电视节目，长时间画一幅画。子涵食欲很好，但体重无增长；出汗很多；喜欢玩玩偶、过家家、画画等。幼儿园老师反映说，子涵上课时坐不住，借口"尿尿"想出去玩。不喜欢大运动，对数学比较感兴趣，可以完成简单书写和拼音，不喜欢复杂书写和阅读。跟父母之间有互动，会主动要求玩一些她喜欢的游戏，如骑小毛驴，玩开飞机等。

2023 年 2 月 10 日：

随着时间的推移和子涵自身的发育，子涵的理解能力有提升。以前子涵看到火花很害怕，但是这个春节期间，她看到哥哥姐姐们在玩"仙女棒"的烟花，逐渐就接受了，可以手持烟花自己玩。本学期，子涵在幼小衔接班就读融合班，老师反映子涵有自言自语的现象；子涵喜欢写字、画画，可以完成十以内的加减法；在语言沟通方面没什么进步，急躁的性格没改善；在家偶尔跟父母有简单的互动；有需求时，与他人有短暂的对视。

（2）调理师医案记录

调理师：于婷婷

患儿彭某（小名：子涵），女，2016 年 6 月 24 日出生，广东省惠州市人，2018 年 9 月 27 日，患儿确诊为儿童孤独症。2021 年 12 月 27 日，患儿家长提出康复申请，患儿于 2022 年 1 月 10 日开始进行为期 8 次的 Meta 经络重构干预，干预前后患儿症状表现对比见表 2-28。

截止到 2022 年 1 月 18 日，患儿已顺利完成 8 次 Meta 经络重构治疗，短期内多项生理功能得到明显改善，家长非常满意并认可，CARS 量表评分从 34 分降到 28 分。经过经络分析师对患儿进行现场健康情况分析，评价治疗有效。经随访，患儿能在幼儿园里生活及学习，自理能力有明显提升。

表 2-28　干预前后患儿症状表现对比（子涵）

症状表现	第一次调理前	第八次调理后
行为	刻板行为严重，拒绝改变习惯。发脾气时甩手的动作频繁，大声喊叫，双膝直接跪在地上，或在地上翻滚	偶尔可以改变生活习惯。发脾气时甩手的次数减少
情绪	情绪暴躁，在需求不能被满足时发脾气	多因表达不清而发脾气
交流	一个人玩耍，与周围人或物无交流。与他人基本无眼神交流	主动交流少。眼睛较之前有神
语言	主动语言少，说话不连贯	说话不连贯，5～6个字的语言表达较好
饮食	挑食，喜欢吃水果，不喜欢吃蔬菜	食量增大，吃饭速度较之前快
二便	正常	正常
睡眠	有时入睡困难	晚上睡眠质量佳
其他	嘴唇干燥、起皮，唇周溃疡	嘴唇较之前滋润，起皮现象基本消失

六、中国妇幼健康研究会项目湖北站案例

数字课程学习……

🖥 图片　　　🎞 视频　　　🖥 案例分享

第三章
孤独症创新健康管理

一、经络重构后的健康管理

儿童孤独症定性分析评价指健康分析师与健康管理师通过患儿核心症状程度及伴随症状的主观描述，定性分析评价患儿经络障碍。儿童孤独症定量分析评价指健康分析师与健康管理师依据近期、中期、长期全面监控患儿生理的宏观与微观指标，定量分析患儿核心症状病因。儿童孤独症综合集成分析评价指健康分析师与健康管理师将儿童孤独症定性分析评价与定量分析评价综合集成，形成对患儿经络障碍分析的综合集成分析评价，为制订个性化经络治疗与健康管理方案提供科学依据。

健康分析师、健康管理师依据健康管理表，制订个性化健康管理方案，通过线上与线下为治疗结束的患者提供健康管理服务。指导孤独症儿童治疗后的健康恢复进程，为孤独症儿童家长提供必要的咨询服务。

综合集成医学自愈的心理指导总的原则是自然修复。所谓的自然（散养），实际上就是不干预孩子的日常生活，恢复期内不送孩子去形形色色的特殊儿童康复训练机构，不再去医院寻求所谓的治疗孤独症的新药、特效药，也不去找所谓的民间中医偏方，只需要照顾好孩子的饮食起居，密切观察孩子每一天的变化情况，及时向专家小组汇报，以便得到及时的指导。

要让家长们遵守上述原则非常困难，所以在这里阐述我们指导原则的理论依据。

视频 3-1
儿童孤独症经
络重构健康管理
手册

1. 自愈的含义

自愈是人体与生俱来的能力。例如，我们的手磕破了一个小口子，止血和消毒后，我们不去管它，任由皮肤自我修复，过一段时间后，破损处就会完成修复，这就是自愈。还有一种大家都经历过的自愈就是口腔里的破口修复，一般不出一个星期，口腔里的破口就能恢复如初。事实上，人体几乎所有的组织都有自愈能力，包括神经系统。2018 年未来论坛在北京大学心理与认知科学学院举办，论坛上北京大学心理与认知科学学院院长方方教授做了一个专题报告分享——人类大脑的治愈与增强，报告回顾了一百多年来全世界关于人类大脑受损后自我修复的研究文献，发现人类神经系统也有自我修复功能，而且在所有的年龄段都会发生，说明神经系统也具备自愈能力，在条件合适时，这种自愈能力就会被激发，修补丧失的部分功能。

儿童孤独症经络重构疗法就是修复和重建全身经络系统，激发人体自我修复能力，从而达到自愈的目的。也就是说，一旦孤独症儿童受损的经络系统被压力波修复、重建，人体的自我修复能力就被激活和增强，自愈过程就自然发生了，家长就不必干预孩子的成长发育过程，只需要耐心等待。所以我们说总体的指导原则就是两个字——自然。

但是，已有的临床实践证明，在康复过程中，家长有很多认识偏差、疑问和错误的做法，严重影响孩子的康复自愈进程，所以这里还是要给大家指出家长内心存在的认识偏差，以提高大家的认知水平，更好地配合治疗后的康复进程。

2. 纠正家长对孤独症的认识偏差

人们最初认为，孤独症是属于广泛性发育障碍的典型障碍，所以被肯纳医生定义为婴儿性孤独症。后来医学界、精神病学界和临床心理学界对孤独症的认识提高了，集中体现在美国《精神障碍诊断与统计手册》（第 5 版）（DSM-Ⅴ）里，孤独症的定义被扩展为孤独症谱系障碍，并且属于神经发育障碍类疾病里的典型障碍，而不是笼统地称为广泛性发育障碍。

孤独症不仅是生理疾病，也是心理疾病，或者说是精神疾病。因此，传统上主流的观点（孤独症是精神障碍）是不完整的，身心"一体两面"，临床上观察到儿童心理、行为异常，其必然伴随生理上的异常。因此，家长们一定要改变对孤独症谱系障碍的认识：孤独症是先有生理上的病变，才表现为心理、行为上的异常。

我们发现，当前在国际上，人们对孤独症的主流认识是存在严重偏差的，孤独症不能简单归属于精神类疾病，它应该是神经发育障碍的典型类别，只在临床诊断手册里根据心理、行为异常标准来看待孤独症也是不准确的。因此我们团队创建的健康管理表里就有生理异常的评估项目，全面、完整地评估孩子的生理、心理异常，根据每一个孩子的具体情况制订经络重构个性化方案，这才是符合事实的科学做法。

说到这里，我们也可以理解为什么目前国内权威的孤独症诊断评估机构医生经常会给出"疑似孤独症"的诊断，因为对照 DSM-V 的标准，孩子的实际表现并不满足所有的诊断标准，所以只能谨慎地给出"疑似孤独症"的诊断，实际上，这就是神经发育障碍的不典型表现，诊断为神经发育障碍又太过笼统，诊断为孤独症谱系障碍又不够典型。这种诊断对于儿童的治疗和康复并没有多大的帮助，这就是目前普遍存在的现实困境，家长们务必要明白这一点。明明是生理、心理同时异常，却只从心理、行为方面做出片面的诊断，这对家长和孩子来说都不是好事。

鉴于上述分析，家长们就需要明白一个事实：孩子经络重构后首先发生的一定是生理上的自愈，而生理上的自愈是内在的，绝大部分过程是我们在主观上意识不到的。比较容易被观察到的变化是饮食、睡眠和二便的改善，经过一定时间的康复以后，患儿才会在心理、行为上表现出改善和进步。

3. 正确看待经络重构后孩子康复期的进步

孤独症是生理、心理都出现故障的儿童慢性病，核心就是统摄生理、心理和人体内外环境信息接收、处理和反馈的经络系统出现了故障，不单纯是精神疾病。生理和心理是"一体两面"的，没有生理，心理就无从谈起，一切心理异常都有生理基础。孤独症的生理病因尚不清楚，所以大家集中精力在纠正行为、语言和情绪上，忘记了最根本的解决办法应该是弄清楚导致心理异常的生理病变，再纠正它。综合集成医学指导下的孤独症疗法就是通过改变生理——经络重建，激发人体生理的自我修复能力来完成治疗。所以我们才看到很多孩子经过一年半到两年的时间彻底自愈。

孤独症的症状需要从普遍性和特殊性两个角度来看待。孤独症症状的普遍性表现为：社交障碍，重复刻板行为，语言障碍，情绪波动大，目光不对视，45°角斜视，双手动作怪异，喜欢盯着旋转的东西看，不停地乱跑、转圈、踩脚等，还有偏食、挑食，睡眠差，大便不规律甚至便秘等生理问题。实际上，患儿并不会同时存在上述所有症状，而且可能还会存在一些上面没列出的症状，这就是孤独症症状的特殊性。因此，孤独症症状就变得非常复杂，世界上没有两个完全一样的孤独症儿童。

正是因为孤独症症状的普遍性和特殊性，经络重构调理后孩子的恢复进程也具有普遍性和特殊性。治疗结束后，恢复的过程都会经过四个阶段：疾病态、非疾病态、非健康态、健康态，这是普遍性。在康复过程中的每一个阶段，每一个孩子的进步速度不一，这是特殊性。每一个孤独症儿童在治疗后症状都会消失，这是普遍性，但是症状消失的顺序、速度、程度又不相同，这是特殊性。每一个孤独症患儿的经络都受损了，都要治疗，这是普遍性，但是经络受损情况不同，治疗的方案不同，恢复的进度也不同，这是特殊性。

综上所述，每个孩子在症状上都只能纵向地跟自己对比，无法跟别的患儿做横向对比。所以，如果经络重构后孩子进步很快，的确让人惊喜，但是进步不明显的也不要着急，早晚会改变，因为孤独症症状表现有特殊性。希望孤独症儿童的家长和读者们都能正确认识孤独症及其治疗和康复的过程，减少自己和孩子的压力，创造一个温馨、和谐的氛围，让孩子自由自在、快乐地康复和成长。

4. 综合集成医学框架下的指导细则

孤独症儿童无明显身体结构及功能异常，身体发育（身高、体重）基本正常。患儿在幼儿期处于开萌阶段，思维意识处于懵懂状态，多数表现为语言发育迟缓、迟滞，部分患儿运动、协调能力较差，除基本生活需求外不会主动向家人求助。

综合集成医学认为人是开放的复杂巨系统，人从出生到生长发育为健康的人，直至生命终结，始终处于一个巨大的开放的环境之中，因此人的生、长、壮、老、已的每一环节都是极为复杂的。换言之，任何一种疾病的发生、发展、治愈都受到众多干扰因素的影响。消除疾病对人的影响，关键在于抓住主要矛盾，即找到主要影响因素，在解决主要矛盾之后，要维护改造后的成果，应尽量消除或减少次要矛盾可能造成的影响，为人体康复提供相对安静的大环境，这也就是健康管理的主旨，经络重构后的孩子需要一个自然、包容的大环境，尤其是正常的家庭环境。

综合集成医学注重日常生活、工作、学习、社交等活动中人体各系统功能的自然表现及相互间的协调关系，单一或多个系统功能出现异常时，个体自我调节及外界干预情况决定功能的正负翻转状态。医学检验数据及各类影像学诊断可作为系统失衡纠偏时切入点的辅助参考。

综合集成医学认为，在受精卵、胚胎形成及婴幼儿生长发育过程中，某个特定节点受到内部或外部的不良因素（信息）干扰，会引发人体经络失衡或障碍，导致该时间段尚未发育成熟的器官、系统发育缓慢或停止发育，从而使得外部形体仍正常成长，但与外界沟通的信息交换功能丧失，即所谓"有形而无神"。

综合集成医学经络重构疗法可以打破（改变）原有非正常状态下人体系统间物质、能量、信息沟通模式，重构人体系统间物质、能量、信息交换模式。就孤独症而言，经络重构疗法可以纠正系统失衡，重启或加速发育期患儿停止或停滞的系统发育进程，使其回归正常生活。

经络重构后，患儿需要一段时间进行身体自组织、自调节，就好比经历了重大手术之后，需要全身心休息，从而再次激发自身的自适应、自修复机制，以适应未来成长过程中的各种情景。发育初期，人体的自身免疫机制仍处于薄弱阶段，因此发育过程中任何异常现象的处理恰当与否，都将对人体的自身免疫能力产生不可预期的作用。综合集成医学对健康态的基本描述包括以下几个方面。

（1）吃饭　饮食总体要均衡。食物是人体生长发育的能量来源，应以自然食材为主，五谷杂粮应均衡摄入，动物蛋白及植物蛋白需有计划摄入，每日应食用蔬菜、水果，保证维生素及膳食纤维的摄入，帮助消化吸收。纠正严重偏食、挑食现象，纠正以零食替代主食的现象。养成定时饮食的习惯。要吃应季水果，尽量不吃或少吃反季节水果，不建议食用精加工的各类蛋白质类、代糖类食物。

（2）喝水　水是人体内物质交换的必要前提。根据季节温度及运动量大小，应保证日常水分摄入充足。2岁后应严格控制奶制饮品的摄入量，建议白天不要饮用，会影响正餐摄入，如必须可在睡前饮用。若饮果汁应以鲜榨果汁为主，不宜饮用碳酸饮料及添加剂较多的饮品。

（3）二便　排泄正常可以保证不被消化吸收的杂质及时排出体外，避免毒素在体内长期滞留。在正常情况下，每日大便 1～2 次，幼儿可逐渐养成定时排便的习惯。家长需对便色、便质进行必要的观察，正常情况下大便色黄褐，便质不硬不稀，基本成形。如出现异常，家长首先应该考虑的是患儿近几日饮食是否有较大变动，如是否食用从未接触过的食物或食用过冷或不易消化的食物。在正常情况下，每日小便 5～6 次，下午多于上午，每次尿量因水摄入及排汗情况不定，在 100～300 mL 之间，小于 50 mL 为异常。需注意观察尿液的颜色、澄清度。正常尿液颜色淡黄、澄清，如颜色过深可考虑摄水量是否充足、是否运动出汗较多、果汁摄入过多，处置方式：及时补充淡水即可。尿液混浊时可适当减少蛋白质类食物的摄入，降低食物盐分，补充水分。

（4）睡眠　是成长及日常身体修复极为重要的环节，"血卧归肝"，肝属木，是一切生发的开端。幼儿睡眠时间每天不少 10 h，中午应休息半小时以上。睡眠质量是睡眠有效性的重要体现，活动、饮食、环境均可以影响睡眠。晚餐应以易消化的食物为主，睡前不宜过度兴奋，睡前过渡期环境温度应适中，22～24℃即可，卧室不宜全暗，可放置小地灯，家人可为患儿口述小故事助眠，播放舒缓的音乐。

人吃五谷杂粮，生活在春夏秋冬不断更迭的四季中，难免会有头痛脑热的问题出现。出现问题时是否一定要用药物去抵抗和改善出现的症状？相信每个人都会有这样的经历，同样的生活环境，同样的三餐饮食，为什么在季节交替时我会生病，而其他人却平安无事？问题在于我自身较弱，即内因有问题，而同时又有外界环境的刺激，从而共同作用导致疾病。可见疾病的发生绝不是单方面外因的问题，也不是单方面内因的问题。从根本上来说，无论通过何种手段，身体内因的问题都无法修复到完全健康的状态，但这并不是说不需要外界的干预，通过一定的方式，如提供良好的外周环境、减少对薄弱环节的刺激、增强自身抵抗力，或通过其他辅助方式减少因自身缺陷而造成的功能性障碍的影响对减轻内因的影响都是有利的。可见选择恰当的、对人体不造成二次伤害的方式对身体的修复乃至康复有着重要的意义。

正确看待日常的非健康态是能否正确处置的关键。非健康态不一定是疾病，比如常见的腹泻，如是偶发的，可能为食用不洁食物导致，或为寒冷刺激导致，此时只需清空肠胃，食用易消化、清淡的流食，减少食物对肠胃的负担，同时保证水、电解质摄入充足，身体很快就会恢复，不必服用止泻药或抗生素。

经络重构后，患儿身体需要一段时间自修复、自适应，可能会出现如下非健康态。

（1）感冒　表现有很多，如流鼻涕、打喷嚏、鼻塞、咽痛、咽干、干咳、湿咳、体温升高、头痛、乏力等。以上所有表现是自身免疫过程中身体的外在表现，人体免疫机制的反应是需要一定时间的，过早使用药物干预可能会降低自身免疫力，不利于身体健康。要关注患儿日常体温、呼吸及精神状态。

1）体温　在排除外界干扰的前提下，人的体温在 24 h 内是变化的，通过观察日常及非健康态体温变化，有利于分析内环境问题，比如健康状况下体温较高说明身体处于代谢旺盛期，而体温较低则说明身体处于代谢平静期或下降期。因此，儿童基础体温比成人稍高，正常范围为 36 ~ 37℃，有时可以达到 37.2℃或更高。测量方法：选用

2支体温计（分别标记左、右），同时测量双腋下体温，常规于晨起、午睡前、晚睡前测量，有条件可在患儿清醒时每隔2 h测量一次并详细记录，应在相对安静状态时进行测量，避开患儿哭闹、进食及剧烈运动之后。说明：体温低于36℃需进一步观察分析患儿日常生活规律，属非健康态。体温为37.5~38.5℃时，家长需密切关注患儿状态，补充温水，注意保暖及休息，吃易消化的食物，无需用药。体温高于38.5℃时，可适当给予手法按摩，如按揉大椎穴、合谷穴，头痛时配合太阳穴、百会穴、风池穴、风府穴等，谨慎采用头部冷敷方式降温。如体温较高或持续时间较长，可用温热的湿毛巾沿上肢从肘至手掌劳宫穴，下肢从膝至足底涌泉穴推拿、按摩、揉搓。咳嗽、咽痛可用手法刺激肺经穴位或咽喉部。及时关注及正确处置可以有效缓解症状并降低危险。

2）呼吸及精神状态　正常情况为鼻呼吸，呼吸平稳、顺畅，精神状态良好，有食欲，喜活动。呼吸异常可由气道阻塞或外感引起，如存在气道异物应采用海姆立克急救法自救或立刻就医。外感引发的鼻塞则属正常现象，常用处置方法有：鼻周手法按摩迎香穴，也可用50℃左右的温水熏鼻腔。

（2）腹泻　儿童腹泻也是常见的，多因食用生冷食物或暴饮暴食导致，此时只需维持少量易消化吸收的食物摄入，减少蛋白质摄入，补充水、电解质，充分休息，待胃肠排空可快速恢复。

（3）皮肤病　包括皮疹、红斑等。皮肤是人体最大的器官，也是人体与外界交互的重要通道。皮肤出现皮疹、红点、粗糙等说明交互通道异常，此时应尽量减少对患处的刺激，避免用热水、盐水洗搓，如瘙痒严重可用凉水冲洗、轻拍，不宜涂抹激素类外用药膏，皮肤粗糙可涂抹凡士林。

二、健康管理师管理实录

孤独症儿童在完成 Meta 经络重构之后 1~2 年的自然休养过程中，会受到很多复杂的社会和家庭环境因素的影响，一些家长往往会做出不恰当的行为干预，直接影响到孩子核心症状改善的效果。因此，健康管理师对家长进行及时的指导非常有必要，帮助家长渡过心理困难期，在日常对孤独症儿童的观察中把握一些原则。下面选录一些在治疗实践中健康管理师对家长进行的指导，以供儿童孤独症家庭参考。

1. 综合集成医学对于孤独症的病因理论解释和 Meta 经络重构疗法是创新成果，所以家长们有疑问是非常正常的。目前，仅万里行团队和为数不多的人相信孤独症是可以被治愈的。将来，孤独症会被重新定义为能被治愈的儿童广泛性发育障碍性疾病。

2. 家长要把握好心态。对于孩子的成长，家长最容易犯的错误就是"落水要命，上岸要包袱"。换句话说，就是孩子情况很糟糕时，家长的要求很低，等到孩子有点进步时就容易揠苗助长。石头上学后家长的心态、汤圆进步后妈妈的表现等无不体现出家长的急切心态。家长要把握好心态，要学会散养孩子。孩子上学以后，家长也要有散养孩子的心态。

Meta 经络重构疗法的基本原理是通过重建经络，梳理好人体信息系统，保证所有组织的生理变化信息能正确传导和反馈，在此基础上触发生理组织异常之处的修复，使之恢复正常功能，然后激发神经系统的功能恢复，等到这些过程都完成，孩子就回归到了基本健康的状态。有了这个基础，大脑进入功能恢复过程，孩子会出现各种令人惊喜的进步，但是各方面并不同步，每个孩子都有自己的进步速度和过程，无法进行横向比较，只能自我前后对比，这一点对各位家长来说极为重要。孩子上学后家长要坚持"无为而治",不要给孩子施加压力,以免影响孩子的康复。

孩子进入学校,"待得住"是成功的第一步。孩子首先要适应群体生活,再学一点身心条件允许的知识和技能,家长不要有过高的期待,如果在不了解孩子学习能力的情况下就贸然增加对孩子学习的期待,可能会害了孩子。孩子具备了学习能力,在好奇心的驱动下,一定会好好学习的,家长一定要"宽容地爱、坚定地信",让孩子"蓬勃地生"。家长们一定要有耐心,虽然做到很不容易。

3. 肯纳定义孤独症时,是根据 11 个儿童的临床表现归纳总结的,满足六大核心特征的就是孤独症,不满足的就是神经发育障碍。症状不典型、轻微的属于神经发育障碍,症状典型、严重的属于孤独症。结果随着时间的推移,孤独症代替了神经发育障碍。事实上,很多孩子并不能被定义为孤独症,因为表现出来的症状不全,不能完全与诊断标准对应。

按照临床精神病学的诊断标准,国际疾病分类(ICD)和 DSM 里确定的一系列症状不全时不能下定论。但是,很多神经发育障碍儿童被错误诊断,被诊断为孤独症、儿童精神病等。事实上,包括儿童孤独症在内的很多儿童精神类疾病都只是神经发育障碍,只是程度不同而已。所以我们要重新认识孤独症。正确地认识孤独症,才能有正确的心态,才会有足够的耐心和信心让孩子在散养中逐步完成心理行为发育,最终达到正常水平。

4. 我国对孤独症的诊断标准是 ICD 标准和 DSM 标准的混合版,治疗方法也偏向于精神和心理矫治,以药物治疗为辅。抗精神病药大多副作用严重。由于学科分类带来的医生的认识偏差,精神病学家和临床心理学家都在精神类疾病的生理障碍基础方面缺乏深刻的认识,儿科医生在儿童精神障碍领域的研究又不够深入,所以孤独症的规范治疗很难。

5. Meta 经络重构疗法带来的生理、心理变化是很明显的，尤其是日常生活中的细节，家长不太会观察，需要专家团队提醒。治疗后患儿睡眠的改善、排便的改变几乎是立竿见影的，治疗一次后当天就会表现出来。患儿心理层面的改变需要一点时间，而且时间长短因人而异。家长们由于在最早认识孤独症时就被告知是孤独症精神疾病，只能康复训练，因此家长们十分关注孩子心理层面的改变，这是目前万里行团队面临的最大挑战。

6. 所有治疗后孩子的共性是症状有改善，个性是恢复时间不同，恢复的进程不同。案例中，小航航的优势是发现早，没有进过相关机构，他在前没有语言，治疗后恢复了语言，期间出现 3 次高热，2 次腹泻、呕吐，都没有用药就恢复了。小航航的家长一心一意听从专家的指导。

有的孩子治疗完几个月了，基础体温一直维持在 36℃ 左右，达不到 36.5℃，说明孩子的能量恢复还不够，只能慢慢等待。有的孩子从 2 岁多发现孤独症核心症状，到五六岁都一直处于无意识状态，分不清你我，其本质就是能量不足，机体始终处于"本我"状态。经过 Meta 经络重构治疗，经络被打开，启动了发育，自我修复提高生理代谢基础，促进能量转化，心理也会随之发育，逐渐进入有意识状态，之后会出现形象思维和逻辑思维，孩子才会分清你我。这个过程是急不得的，任何的强制性康复干预和强行灌输都会影响康复。有的孩子在相关机构康复到 18 岁，反而加速功能衰退，家长不得不放弃，痛苦不堪。

我们经过 2 年的实践，得出的判断是，经过综合集成医学健康管理的孩子，在 6 岁以前可确定性自愈或症状显著改善，在 9 岁以前症状可显著改善或核心症状有效改善。家长要放下焦虑和不安，静待花开，让孩子吃好、睡好、玩好。

7. 家长要长期关注孩子的体温、二便、睡眠、饮食的变化，多和孩子去参加户外活动、亲近自然，可一起做一些家务和美食，让孩子多接触动物，并将孩子的变化及时分享。孩子饮食改善了，身体生长了，体温上升了、睡眠好了、二便正常了，就会慢慢好起来。

8. 孩子恢复的目标是生活自理、行为可控，能被环境接受。家长要敢于面对现实，不和其他人比较，过自己的日子，不要被来自社会的压力打倒。孩子在经过 Meta 经络重构治疗之后，只要给他足够的时间自然休养，未来上学、工作、成家不是梦想。

9. 家长们总是潜移默化地给孩子施加各种压力，学习成绩、班级排名、重点学校、各种奖项夺走了孩子们的快乐童年。语言是工具，能表达意思即可。孩子的健康和快乐是第一位的。

10. 第二章介绍的儿童孤独症案例是非常难得的实践。通过治疗后近 18 个月的连续观察，接受过综合集成医学健康管理的孩子目前状态可以分为自愈、显著改善、显著有效、有效。有的孩子进步快一点，有的孩子进步慢一点。进步快的孩子的家长要求更高了，进步慢的孩子的家长心态波动很大。有的家长严格按团队的指导去执行，渡过各个困难期，孩子快速恢复。有的家长和团队密切联系、及时反馈，得到了及时的帮助和改善方法，孩子症状改善进一步加快。有的家长不分享自己孩子的状态，得不到及时的指导和帮助，孩子就恢复得慢一些。

11. 总体来说，治疗后的孩子都有不同程度的症状改善和进步，问题是有些家长比较着急，希望孩子能在半年或一年内快速好转。大部分人还没有真正理解身体能逐渐调节进行自我修复的重要性。有些孩子看起来很好了，但还有隐形的问题，但正常的人也会有这样或那样的问题；有些孩子看起来还没有恢复，但他已经在向很好的方向发展了，剩下的就是时间问题。我们的预期是孩子能生活自理，行为可控，家长未来能脱手，而不是让孩子成为干大事的人。团队的观点和大部分家长的观点的不同在于对孩子预期确定性的判断，我们的判断基于目前孩子改变的种种迹象，从而推出结果。

部分家长和治疗团队沟通交流不到位，那就不能及时利用其他补充的办法加以改善。只要家长及时改变自己的认知，孩子就有机会加速正向发展。前面大部分孩子的显著好转要引起各位家长的思考，多从自身找原因。要跟上团队的指导，多和治疗团队报告。

12. 疾病是生理和心理协同作用的结果，是一体两面的，不能绝对地将生理和心理割裂开来。于患者而言，症状的表现不一样，有的侧重生理反应，有的侧重心理反应，但究其根源一定是生理的极微观环境发生了变化，打破了原有的平衡。人的感觉很丰富，除了生理基础（色）以外，受、想、行、识其实都是心理活动。心理活动离开了生理基础，那就是另一个层次和维度的事了。

13. 比如，同样一只手在寒冷环境中就冻僵了，失去了功能，回到温暖的屋里手就慢慢恢复了功能。这个比喻说明人体受环境的影响很大。外环境影响内环境，内环境也和外环境互联、互通。我们治疗的孤独症孩子，经过 Meta 经络重构后，既没吃药，也没去康复机构，为什么都有显著改善呢？就是因为疗法的理论、方法、技术改变了患儿的内外环境，孩子的功能得到了恢复这进一步验证了于教授关于结构、功能、环境、物质、能量、信息六个要素的理论。

14. 经络重构后的孩子睡眠改善最快，之后饮食习惯会逐渐发生变化，体能逐渐恢复，反应逐渐敏捷，逐渐有互动性回应，有表达意愿，动作交流能力提高很快，语言表达和前期机构康复有关联，情绪逐渐可控，一部分家长没有从细节上去观察和记录，而是把重点放在原来机构灌输的方面，其实孩子的变化已经发生于无声处。从临床看，除核心症状难改善以外，睡眠，饮食，情绪也是非常难改善的，但这关乎孩子每天的日常生活，家长要天天面对，所以特别困扰家长和孩子，睡眠、饮食、情绪改善得快是极其重要的。核心症状和睡眠、饮食、情绪之间的逻辑关系是个值得思考的方向。综合集成医学研究发现，孤独症儿童的生理症状与其心理行为间存在密切的联系，具有"伴生伴存"的特点。这种现象提示我们，改善孤独症儿童的行为异常，不能只针对异常行为本身，而要找到可能与之相关的生理性因素。只有解决了生理性问题，才能从根本上改善孤独症儿童心理行为异常。

15. 国际、国内的孤独症诊断标准是基于精神、行为表现上的，实际上，几乎所有的患儿都有睡眠、饮食、排便、情绪等其他方面的困扰（大龄孩子心理层面的问题慢慢增多），这应该是存在生理层面问题的证据，Meta 经络重构治疗以后，这些方面的改善说明治疗在生理层面是有效的，生理、心理互相影响，不可分割，生理是心理和行为的基础，不改变生理层面的问题，只改变心理、行为是不可能的，而且不能改变本质的问题，大多数医生也知道孤独症患者一定有生理问题，但是找不到方向和有效方法，只能对症训练（姑息治疗）。Meta 经络重构治疗是开天辟地的，事实证明有效，当然，孩子们后续的发展是需要家长、环境的配合的。

16. 要敏锐地发现孩子新行为的出现，家长要恰当并及时地回应或应对，不管这个行为是否符合社会准则，只要对孩子或他人没有危险就要允许它的存在（不要简单、快速地限制），然后判断，及时鼓励和肯定孩子正确的行为，对于不恰当的行为，要循序渐进地引导，让孩子慢慢体验，了解调整的意义。避免简单地肯定或否定，不用唠叨，调整是否得当要看孩子的反馈，每个孩子的性格不一样，过程和快慢也不一样，遇到一件事情引导一点，跟孩子正在做的事情结合起来，这样孩子不反感，容易理解，而且没有压力和被强迫的感觉。家长可以跟着孩子一起体验。

17. 随着孩子能力的提高，要开始培养孩子的规则意识和规范意识，但同时不能让孩子感觉到有压力，所以这个"度"和过程特别重要。如果完全是"散养"，让孩子想干什么就干什么，随着孩子的成长，最后形成了不良行为习惯，那家长再去改变是很难的，孩子也会受到压力和伤害。不教孩子社会准则，孩子回到社会群体里面会受到更大的伤害，可能导致上不了学。所以要及时分析孩子新出现的行为，恰当地去鼓励和调整，根据孩子的理解水平、掌握深度，把握好度。

18. 随着孩子能力的提高，新的行为会不断出现，家长要善于利用和引导（不是强迫），如喊叫，能喊叫说明孩子肺气足了，但是要让孩子慢慢知道适合喊叫的场所，比如公园，游乐场所，只要没大碍就让他喊，但在某些不适合喊叫的公共场所，适度提醒，让孩子有个慢慢理解的过程，慢慢地，孩子就明白并掌握了。另外，要注意孩子喊叫和情绪的关系，如果喊叫是为了表达情绪，应慢慢引导其正确的表达情绪的方法，替代喊叫。所以，随着孩子各种能力的出现，及时的个性化点拨特别重要，而且要讲究方法。很多机会转瞬即逝，如果抓不住的话，孩子会出现诸多问题，调整起来比较难，孩子还会有挫折感甚至会对抗，以致社会化难以完成。

19. 调整的方法和程度要根据孩子的理解情况去变化，家长耐心地去点拨，孩子就走在正确的道路上了，会越走越好。要避免孩子能力提升了，反而走到岔路上去了的情况，那时候再往回拉那就很难了，形成习惯再调整是个痛苦的过程，孩子会很抗拒，尤其是在发育中的孩子。

20. 每个适龄孤独症儿童接受 Meta 经络重构治疗后都会经历从

孤独症状态到非孤独症状态再到非健康态的过程，部分患儿能达到健康态。实践证明，没有经过康复训练的孩子的康复速度远远超过曾经接受过康复训练的孩子，经络重构后继续在相关机构进行康复训练的孩子康复速度较慢。小航航没有接受过康复训练，经络重构后自然休养，半年以后孤独症核心症状及伴随症状全部消失，语言自然出来了，小航航妈妈是唯一一个在我们的量表上打零分的妈妈。实践证明，通过 Meta 经络重构治疗，孤独症患儿可以自愈，并且有可能赶上同龄的孩子。

22. 综合集成医学不诊断孤独症，只从系统角度对西医诊断孤独症的核心症状及伴随症状进行整体分析，找到病因、病机，进行系统治疗。经络重构是短暂的 10 天共 8 次的干预，旨在唤醒患儿正常的新陈代谢与免疫功能，为患儿正常发育提供保障。孩子发育正常了，不当的行为就会消失。饭团在经络重构后新陈代谢与免疫功能逐渐恢复正常，不挑食，不常感冒，能去集市上，对声音不敏感，就是最好的证明。

三、小西瓜妈妈"一张图说 Meta"

小西瓜在 4 岁被诊断为疑似阿斯佩格综合征，伴有注意缺陷多动障碍。那时，我对 Meta 的了解一知半解，治疗后的每一天都密切地关注着孩子，希望看到"翻天覆地"的质变。然而，变化来得并不"汹涌"，而是像"涓涓细流"，慢慢地出现在孩子身上，以无数次微妙的"第一次"的方式出现。直到一年半后，孩子看上去已经脱胎换骨，成为了一名小学生。因此，我开始从理论根源去探索这种方法，尝试用简单的方式，让家长理解这种治疗方式庞大的支撑体系及细节。

1. Meta 设备作用于细胞

Meta 设备以电磁波的形式向人体发送了经络重构的信号，电磁波会直接作用到人体细胞，使得正常的细胞留下，而异常的细胞代谢排出体外。正常的细胞会再生，形成健康的器官，器官正常以后，人体的生理功能也会慢慢恢复正常。这就是为什么身患疾病的儿童最终会呈现健康态（图 3-1）。

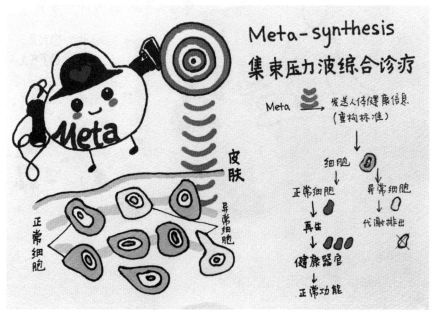

视频 3-2
Meta 设备作用于
细胞

图 3-1 Meta 设备作用于细胞

2. Meta 设备作用于经络

我们都知道，人的身体是与自然、宇宙都息息相关的，它们秉承着共同的运行规律。因此我们常说"宇宙大身体，身体小宇宙"。连通人体与自然宇宙之间的，就是经络。经络非常重要，但是它确实不可见。而 Meta 设备却可以通过电磁波的形式，找到并且作用于它，连通人体与自然。因此，Meta 经络重构治疗后，可以达到内外相通及内部阴阳平衡的效果。这也是为什么患病儿童可以通过治疗最终呈现健康态（图 3-2）。

视频 3-3
Meta 设备作用于经络

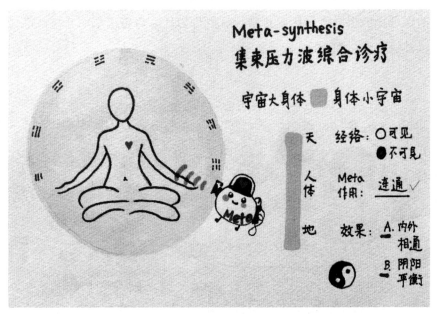

图 3-2　Meta 设备作用于经络

3. Meta 设备作用于人体

人体有两大系统：物质系统和意识系统，两大系统相互作用。物质系统分为细胞层面、组织层面、器官层面和生理层面，一个人生理健康或疾病由这个系统决定。意识系统分为无意识、前意识和意识三个方面，物质系统通过生理层面，与意识系统相连通。Meta 设备作用于细胞，然后通过人体自组织、自适应、自调整和自修复完成意识系统的发展。这也是为什么患病儿童可以通过 Meta 经络重构治疗恢复正常功能，呈现生理和心理的健康态（图 3-3）。

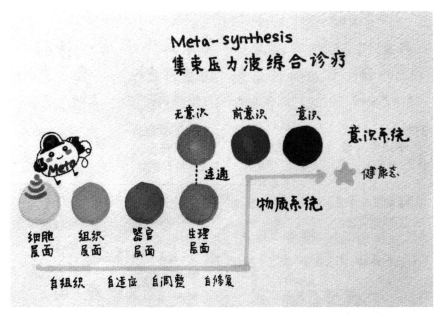

图 3-3　Meta 设备作用于人体

视频 3-4
Meta 设备作用于
人体

4. Meta 对儿童孤独症的诊断

在西医的范畴里，孤独症是精神类疾病。孤独症患儿的家长一般都是通过发现孩子种种行为和功能上的异常才带孩子去医院就医，由精神科的医生进行诊断。而综合集成医学是将孤独症定义为经络障碍，通过判断经络、生理系统及意识系统的状态，来确定个性化的治疗方案，这也是为什么即便是典型低功能的孤独症儿童也可以通过 Meta 治疗逐渐恢复至健康态（图 3-4）。

5. Meta 作用于人体内外连通

人体需要与外环境进行交流。交流什么呢？交流的是物质、能量和信息。孤独症儿童在内外环境的交流方面是不通畅的。Meta 经络重构技术使得这种交流变得通畅而有效。当内环境接收到外环境的物质流、能量流和信息流时，会带动内环境的物质流、能量流和信息流的

视频 3-5
Meta 对儿童孤独
症的诊断

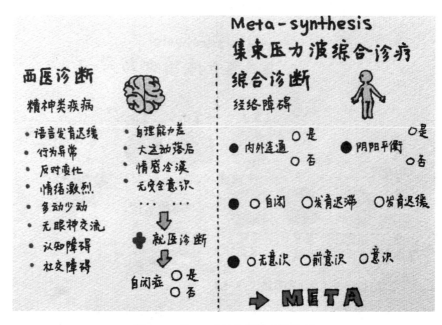

图 3-4 Meta 对儿童孤独症的诊断

运转，达到平衡状态。因此，经过治疗后的孤独症儿童首先会表现为身体强壮，然后行为和功能都会改善（图 3-5）。

视频 3-6
人体内外环境的
交流

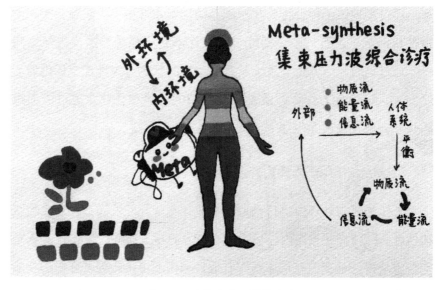

图 3-5 人体内外环境的交流

6. Meta 定义的儿童孤独症

综合集成医学认为儿童孤独症是在儿童生长发育过程中，经络严重障碍引发系统功能失衡，而导致多维度生理与心理问题的一种疾病，整体上呈现出一种持续的非健康综合状态，严重影响儿童生理和心理发育。由于儿童身体上的疾病，他们的能量不支持他们从无意识状态继续发展到前意识及意识状态，而在这时，外部环境往往又带来太多的压力。经过 Meta 经络重构治疗后的孤独症儿童将获得足够的生长能量，因此，生理和心理都会从疾病态恢复到健康态（图 3-6）。

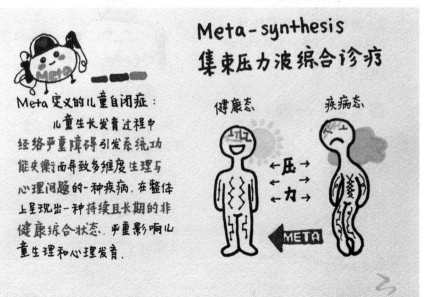

视频 3-7
Meta 定义的儿童孤独症

图 3-6　Meta 定义的儿童孤独症

7. Meta 设备的波

波是指振动的传播，是某一物理量的扰动或振动在空间逐点传递时形成的运动。波按性质分为机械波、电磁波、引力波和物质波四种。那么 Meta 设备的波到底属于哪一种呢？Meta 经络重构治疗时，冲击波的仪器发出机械波，以声波的形式进入人体，在组织和细胞内外液层面产生空化效应，形成水流针。在微观层面，水流针使分子变形，分子变形与恢复过程中会产生电磁波，电磁波传递的就是最初我们输入的健康信号（图 3-7）。

视频 3-8
Meta 设备的波

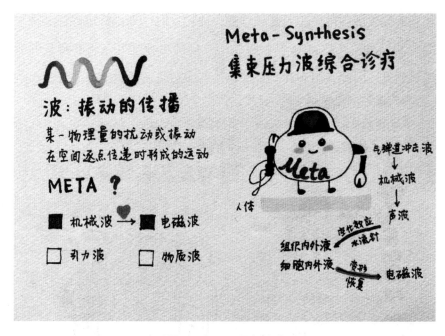

图 3-7　Meta 设备的波

8. Meta 及十二经脉

十二经脉是人体经络系统的主体，具有表里经脉相合、与相应脏腑络属的主要特征。十二经脉不仅对应人的脏腑，还对应着人体意识的发展。太阳经对应着人的无意识阶段及人的"神"和"智"；少阳经对应着人的前意识阶段，即人的"魂"；阳明经对应着人体的意识阶段，即"魄"。Meta 设备作用于人体经络，将信息传递给人体最精微的层面，继而使器官恢复其正常的功能。这也是为什么经过 Meta 经络重构治疗的儿童从微观指标到宏观表现都能得到大幅改善（图 3-8）。

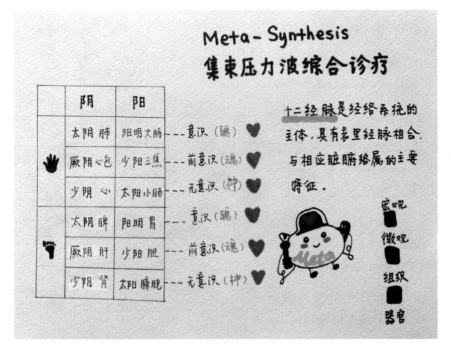

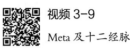

视频 3-9
Meta 及十二经脉

图 3-8　Meta 及十二经脉

9. Meta 及能量

力比多（libido）最早是弗洛伊德提出的概念，指性力、本能、欲望，是不可见的生命自驱力。之后，荣格认为，力比多代表了自由的创造力、生命或心灵能量。力比多需要被释放，从而做出相应的行为选择，若这个分配、转移的过程成功、顺畅，生命则呈现出健康态；若分配、转移过程失败、受阻，生命则呈现出疾病态。爱因斯坦曾归纳出质能方程，用于计算物质到能量的转换。Meta 设备可以将波转化成能量，而这种能量，正是力比多。这也是为什么经过 Meta 经络重构治疗后的儿童能够重新获得成长能量（图 3-9）。

视频 3-10

Meta 及能量

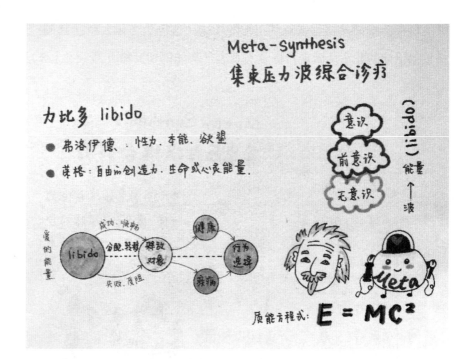

图 3-9 Meta 及能量

10. Meta 认为的人体

多数人理解的人体是按照功能分区的，即人体由运动系统、消化系统、呼吸系统、泌尿系统、生殖系统、循环系统、免疫系统、神经系统等组成。各系统在神经系统的调节下分工合作，实现各种复杂的生命活动，使人体成为一个完整、统一的有机体。而 Meta 认为的人体，则是符合钱学森先生的系统论的，即人体本身是一个开放性的复杂巨系统。人体是内外连通的，由无数的子系统构成，子系统又分为很多的种类和层次。因此，疾病不仅仅是某个系统出了问题，而是整体系统失衡而导致的内环境恶化。Meta 经络重构的目标是恢复人体系统的开放和平衡，这也是为什么应用不吃药、不打针的非对抗性手段也能让孤独症儿童恢复健康（图 3-10）。

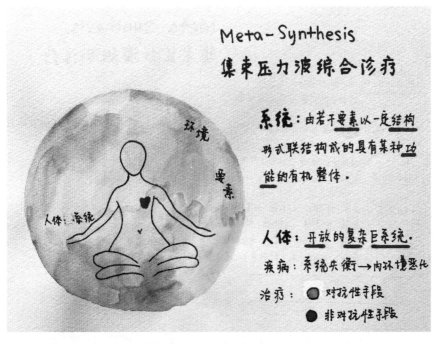

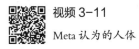

视频 3-11

Meta 认为的人体

图 3-10 Meta 眼中的人体

11. Meta 如何实现"天人合一"

地球表面和电离层之间构成了一个谐振腔体，腔体内存在 7～50 Hz 的 7 组波，被称为舒曼共振波，也被称为"地球的脑波"。人脑电波分为 4 种，δ 波常见于没有发育成熟的人的脑电波，以及极度疲劳和昏睡状态的人的脑电波；θ 波常见于抑郁症和精神病患者的脑电波；α 波常见于不受外界干扰时清醒而安定的人的脑电波；β 波常常被认为是情绪紧张、亢奋的人的脑电波。由于舒曼共振波是低频波，可穿透任何物质，包括人。当人脑电波为 α 波时，最容易产生舒曼共振，人也会呈现出精神饱满的健康态。Meta 设备输出的波的频率是 15 Hz，达到人体静坐时的频率，因此可以消除体内噪声，让身体有序化、与高能量体共鸣，从而加强自身能量，实现"天人合一"。这也是为什么经过 Meta 经络重构治疗的孤独症儿童能够感受到放松

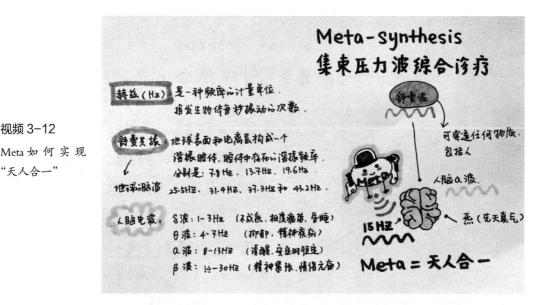

图 3-11　Meta 如何实现"天人合一"

和宁静，身体内环境逐渐好转（图 3-11）。

12. Meta 治疗之以络见经

人体经络到底是什么呢？经是不可见的信息通道，用来传导信息；络是可见的生理组织，用来转化能量和物质。从发展顺序来看，是先有络，后有经。以人体为例，受精卵是最初的"络"，而第一次细胞分裂产生信息，则是最初的"经"。我们虽然看不见经，但是可以通过人体功能反推人体经络是否通畅。如果每一条络产生的信息都传导无误，反馈回来的信息也无误；每一条络的物质能量与气血的转换都顺畅、和谐，那么人体经络就能正常运转，人体就呈现健康的状态。孤独症儿童的物质能量及信息传导因内环境紊乱而受阻，因此，往往在功能和精神上出现疾病态。仅将孤独症视为精神类疾病是片面的。Meta 经络重构治疗能使物质能量及信息传导和谐通畅，这也是我们可以以功能为可见指标，判断儿童孤独症治愈的原因（图 3-12）。

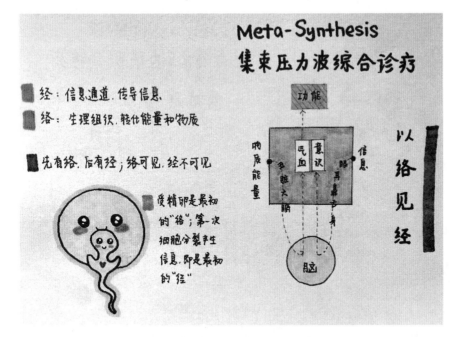

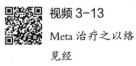

图 3-12 Meta 治疗之以络见经

13. Meta 治疗之通经建络

脑属于"络"的一部分，也是"经"系统的核心，它是人体内的"纯阳之所"，能够运转神机，转输气血、津液。Meta 设备发出 15 Hz 的机械波，对应人脑的 α 波，以声波形式在细胞层面形成空化效应，利用分子的变形和还原，形成电磁波。脑部接收到相应信号，转化成能量，使得异常细胞被代谢掉，正常细胞得到再生，形成新的健康组织和新的健康器官。Meta 经络重构疗法就是通过通经建络的方式，恢复人体正常功能。儿童自身的能量也能支持意识的不断发展，突破自闭的限制（图 3-13）。

14. Meta 治疗之完结篇

从物质到能量，从系统到个体，从整体到局部，从宏观到微观，

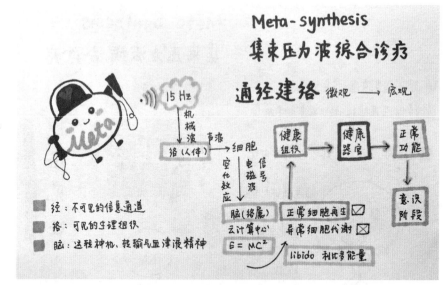

图 3-13　Meta 治疗之通经建络

从环境到生命，我们从来都是"一切的一"，也从来都是"一的一
切"。万事万物的本质没有差别，自我与爱浑然一体（图 3-14）。

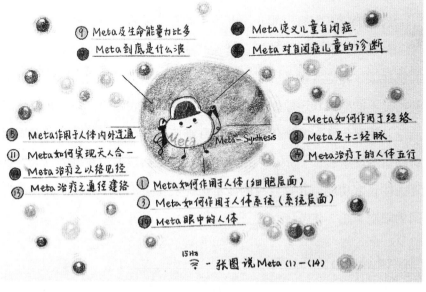

图 3-14　Meta 治疗之完结篇

四、国玉健康管理实录

国玉（化名），6 岁，2022 年 8 月 31 日—9 月 9 日，国玉接受了 10 天共 8 次的 Meta 经络重构治疗（记录者：国玉爸爸）。

2022 年 9 月 4 日：4 次治疗后，国玉这两天胆量有点进步，自述比较清楚，能明白一些道理了。食欲差，以前喜欢吃清淡的食物，现在不爱吃了，总说想吃甜食和油炸食物，不吃蔬菜，吃到不爱吃的食物就吐出来。容易激动、哭闹，喜欢蹦跳，不喜欢和其他小朋友一起玩。

2022 年 9 月 10 日：今天带国玉去公园的小电影院，国玉第一次自己和弟弟坐在第一排，在黑暗环境中坚持看完了影片，时长 20 min，没有离座（国玉以前都是坐不了一会儿就离场，不能在黑暗环境中待着）。

2022 年 9 月 12 日：昨天我们带国玉去郊外，同行的有 3 个同龄的孩子，国玉依旧不喜欢和其他孩子玩，也不和他们聊天。晚上，国玉可以接受和其他孩子睡在同一张床上。

2022 年 9 月 15 日：

国玉爸爸：国玉在治疗前体重一直比弟弟低 1.5 kg，昨天测量体重，他比弟弟重了 0.3 kg。现在国玉学会了自己照镜子。

于教授：照镜子有很多层面的心理学意义。成人照镜子的主要目的是利用镜像检查仪容仪表、自我欣赏等，在心理学上可以反映自信、不自信、认识自我、内心反思等不同层面的意义。而对于儿童，镜子是认识世界的一种方式，好奇心会驱使他们问出各种各样的问题，家长要及时解答，用儿童可理解的语言举例。所以，国玉照镜子是好事。另一方面，照镜子也可能代表他对外界有恐惧，不愿走入真实的世界。一个事物可以从正反两面看，所以我们要积极接纳好的，而对可能不好的要及时进行干预。如果家长认为照镜子反映了孩子的恐惧，那就可以陪他一起照镜子，跑跳、做游戏，消除他的恐惧，同时还可以教他一些基本常识，如水面也可以用来"照镜子"。多锻炼他的感觉反应，让孩子的手接触各种材质的东西，增强他对外界的好奇心。有机会可以带他玩哈哈镜，但在他对哈哈镜完全理解前不要让他接触多镜面反射的场景，以免加重恐惧。在他对镜子理解并喜欢后，可以尝试让他看万花筒。

2022 年 9 月 18 日：今天带国玉去欢乐谷，他主动说要玩大滑梯，孩子很多，他自己上去、排队，然后选最高的滑梯滑下来，玩了 3 次（国玉以前在没人的情况下才会去玩滑梯），但依旧不喜欢主动和其他孩子一起玩。

2022 年 9 月 26 日：

国玉爸爸：国玉这段时间去哪都要带着水壶，将水壶当做随身玩具。最近，我问他问题，当他不想回答或不愿回答时会马上用双手捂耳朵，他还是不愿与人交流，但我感觉他是听得懂问题的。

于教授：家长要做到少干预或不干预，等待他康复后会改变。

国玉爸爸：家长问了问题，即使他不回答也不需要重复问，对吗？

于教授：是的，孩子处于前意识阶段，到了开蒙阶段就会开始和家长交流了。

2022 年 10 月 13 日：

国玉爸爸：前天，我把国玉送到了幼儿园混龄班，我提前和老师沟通了，国玉喜欢做什么就随着他，不要强求。作为家长我们还需要注意什么？

于教授：顺势而为。

国玉爸爸：我平时在家和国玉说话时，国玉还是回答得少，多数情况下国玉会回应"我不想说""别问了"，我们也没逼他回答。

于教授：对，要少问、多听、多观察。

国玉爸爸：假期，我们带国玉去游乐园，他敢坐过山车了。

2022 年 10 月 17 日：

国玉爸爸：昨天我尝试带国玉上硬笔书法课，国玉无法听从指令，在教室里坐了一个多小时，只写了 3 个字。

于教授：能坐一个多小时就是好的。写字是功能长期进化的结果，不要心急，下次再来试试，关键是要观察他是否有兴趣。

国玉爸爸：他现在喜欢和弟弟相处，怎样才能让弟弟多影响国玉一些？

于教授：这就是契机，可以让他多参与弟弟参加的活动。

国玉爸爸：比如一起做游戏这样的活动应该很合适吧？

于教授：对，要观察他的兴趣，不要强求，可以引导。

2022 年 11 月 15 日：

国玉爸爸：我现在对国玉主动表达、说话逻辑、听从指令等方面比较焦虑，我接下来该如何帮助国玉？

于教授：建议目前不要让国玉去上课，让他自主发育，等开窍时再让他上课会事半功倍。

国玉爸爸：国玉大概还需要多久开窍？

于教授：约半年。

1. 治疗后有改善的方面

（1）治疗前，国玉在一个地方玩，如果有别的孩子过来他就走开了。现在，有四五个孩子过来国玉也不会逃避。

（2）治疗前，国玉想玩大滑梯，但看见有很多孩子在玩，他就在远处看着，不敢过去玩。现在，他会加入其他孩子了，能到滑梯里玩。

（3）治疗前，国玉不主动和熟悉的人视频通话，现在，他会主动要求和熟悉的人视频通话。治疗前，国玉说话大多没有逻辑性，现在，他的语言逻辑性增强了。

（4）治疗前，国玉不敢玩过山车等刺激的游乐项目，现在他敢玩了。

（5）治疗前，国玉不主动背学过的唐诗，也不太喜欢听绘本故事。现在，他可以主动背 20 余首学过的唐诗，睡前会要求家长讲绘本故事。

（6）治疗前，国玉在家和弟弟很少互动，现在他在家和弟弟的互动多了。

（7）治疗前，国玉去朋友家总是坐在角落的沙发上，我们带他去其他地方时，他会哭闹。现在，他可以在朋友家的儿童游乐室玩 50 min，也会去影音室打鼓。

（8）治疗前，国玉在外出时恐惧上厕所，多次拉裤子。现在，他在外出时可以自己上厕所了。

2. 治疗后没有改善或改善不明显的方面

（1）治疗前，国玉基本不和家人和其他小朋友交流，主动表达少。现在，他可以给家人一些回应，依旧不和其他小朋友交流，主动表达少。

（2）治疗前，国玉在班课（5 个孩子）上不听老师的指令，需要老师直接要求他。现在，他还是无法上班课，可以上一对一的课。

（3）治疗前，国玉对感兴趣的事（如看喜欢的动画片）专注时间不超过 10 min，现在没有明显改善。

（4）治疗前，国玉对数字、拼图反感，现在没有明显改善。

（5）治疗前，在大部分时候，国玉不能自己吃饭，需要家人喂，现在没有明显改善。

（6）治疗前，国玉表达不正常，喜欢哭闹，现在没有明显改善。

2023 年 1 月 30 日：

国玉爸爸：假期，我带国玉去滑了 6 次雪，我觉得滑雪能提高他的专注力。国玉第一次滑雪很紧张，滑了不到一小时就哭闹着说不滑了，休息了两个多小时等弟弟滑完一起回家。后来几次，感觉国玉开始喜欢滑雪了，可以滑一整天，会听从指令，进步很大。

于教授：恭喜！

国玉爸爸：国玉目前会和弟弟主动说话多了，只是语言逻辑性比较差，说出来的句子和词语不恰当。

于教授：过一段时间就会好起来的。

数字课程学习……

📺 图片　　　　▶️ 视频　　　🖥️ 案例分享

第四章
重新认识儿童孤独症

一、孤独症概述

1943 年，美国的肯纳医生第一次定义"孤独症"，而在 20 世纪 50 年代到 20 世纪 60 年代期间，人们都认为孤独症是妈妈的冷漠所致。1964 年，里姆兰德博士提出孤独症的生物学原因论，并首创了美国孤独症学会和孤独症研究所，之后 ABA 盛行，公众对孤独症的精神行为问题有了广泛认知。后来，赫伯特提出孤独症是一个系统生物医学问题，引起人们新一轮的思考。随着科学技术的进步和孤独症研究的深入，我们对孤独症的认识不断改变。

1. 婴儿孤独症的命名

肯纳医生的研究最早可追溯到 1938 年，肯纳医生观察到 5 岁男孩唐纳德表现出一些奇特的症状：这个孩子似乎生活在自己的世界里，旁若无人，记忆力惊人却不能与人正常对话；2 岁半时他就能流利背诵《圣经》中的一节及历届美国总统的名字，说话时却不分你、我、他；迷恋旋转木棍、平底锅和其他圆形物体，对周围物体的安放位置记忆清楚，同时对位置的变化和生活规律的轻微变化均感到烦躁不安。后来肯纳又陆续观察到 10 例与唐纳德类似的孩子。1943 年，他报道了这 11 个案例，并将他们诊断为早发性婴儿孤独症。

广泛性发育障碍是一组起病于婴儿时期的全面性精神发育障碍，有学者称之为孤独症谱系障碍。其特点是：人际交往与沟通模式异常，言语和非言语交流障碍，兴趣和活动内容局限、刻板、重复，起病于 3 岁前，通常在 5 岁以前已经比较明显，以后可有缓慢的改善，在多种场合有这种广泛性的异常特征，但不同患者社会功能受损的程度有所不同。

肯纳的主要理论观点：先天生物学原因 + 家长行为。

2. "冰箱妈妈"理论

1949 年，肯纳医生发表了第二篇文章，从心理学角度详细描述了家长们的行为，指出该病来源于患者父母在情感方面的冷漠和教养过分形式化，这在当时给孤独症儿童的父母造成了很大的精神压力，使他们产生内疚感和负罪感。"冰箱妈妈"理论由此诞生。1950—1960 年，一位维也纳大学心理学博士利用肯纳医生的结论，把自己的经历和孤独症联系起来，成为了"冰箱妈妈"理论的推广者。在他看来，是孤独症儿童妈妈们的冷酷造成了孩子们的孤独症。他的《空城：婴儿孤独症和自我的诞生》引起了很大的争议。由于这些人的大力推广，导致很多孤独症孩子被强行带走，送到指定的机构去接受康复。

格兰丁是一名动物学家，她的另一个身份是成年孤独症患者。1949 年，2 岁的她被神经内科医生诊断为脑损伤。1986 年，格兰丁将自己的经历公布，引起了巨大反响。那时人们仍认为孤独症患者无法理解自己和外部世界，撰写自传更是令人难以置信。她以亲身经历为孤独症群体正名，改变了一直以来人们对孤独症患者的误解。

3. 孤独症的生物学原因论

里姆兰德博士是一位孤独症孩子的父亲，他非常善于研究，当他发现人们将孤独症归因于"冰箱妈妈"，他勃然大怒，因为他非常了解自己的妻子是多么的温柔、善良，一直小心地呵护自己的孩子，于是他对孤独症开展了生物学研究，并在肯纳医生的帮助和鼓励下于 1964 年发表了文章《婴儿孤独症：其症状和对行为神经理论的影响》，终结了"冰箱妈妈"理论，指出孤独症的生物学原因，以及基因与环境的相互作用机制。

里姆兰德博士于 1965 年创立美国孤独症学会，这是一个家长倡导组织，代表孤独症儿童及其家人在地方、州和联邦层面开展工作。里姆兰德博士于 1967 年创立孤独症研究所，致力于研究和收集孤独症相关数据。

4. ABA 时代

在孤独症康复领域里，无人不知 ABA，尤其在中国，很多人把 ABA 当做孤独症的唯一行为干预手段。ABA 也称"行为训练法""行为改变技术"等。早在 1968 年，就有了 ABA 的理论研究，但真正将其运用到孤独症领域的是华盛顿大学心理学博士洛瓦斯，他也是美国孤独症学会的创始人之一。

里姆兰德博士曾说："虽然我认为孤独症是生物学原因造成的，但我不否定行为干预对孤独症康复的作用。"洛瓦斯博士于 1987 年发表一篇影响深远的文章，这篇文章对孤独症领域的研究和康复起了决定性作用。经过 30 年的实验研究，人们发现，从总体上来说，早期治疗和密集的高强度训练能显著改善参与研究的部分孤独症儿童的社会功能，这让广大家长看到了一丝希望。ABA 强调频率和一对一。每周做 3 ~ 4 h 训练和每周做 40 h 训练效果不一样，这也是里姆兰德博士在 20 世纪 90 年代发表文章提出希望大家能正确认识 ABA、客观对待 ABA 的原因。

5. 陶国泰首诊中国孤独症患儿

1982 年，陶国泰教授确诊了中国第一例孤独症患儿，一个来自长春的 6 岁男童，"孤独症"这个新奇的词汇走进中国。陶教授于 1948 年前往美国加利福尼亚大学精神医学研究所学习儿童精神医学。1949 年，陶教授回国，致力于发展我国儿童心理卫生事业。1984 年，陶教授创立南京儿童心理卫生研究中心，经其诊治过的来自全国各地的患儿近万名。

陶教授曾在报纸上发表过很多科普文章，呼吁全社会重视孤独症。1992 年，他在《健康报》发表《重视儿童孤独症的防治》一文，里面讲到有 30 万孤独症儿童在呼唤、等待家长和社会的重视，想让更多人知道他们的存在和他们的故事，希望不再被忽视、误解。

6. DAN! protocol

1995 年，美国孤独症研究所提出 DAN! protocol 疗法，强调孤独症可治疗，而且应该立即行动。相关专家认为孤独症是一种生物医学疾病，是由免疫反应降低，接种疫苗和接触外部毒素及某些食物共同引起的疾病。他们认为孤独症可以通过生物医学干预进行治疗，清除重金属，或进行高压氧治疗。

DAN! protocol 虽然受到孤独症儿童父母和研究人员的强烈认可，但是该项目只持续了不长的时间。DAN! protocol 在 2011 年被停止应用了，主要原因是：①名字不被接受；②医生水平参差不齐，担心误导家长。

生物医学疗法在 20 世纪 90 年代后期特别流行。当时，关于疫苗成分可能是孤独症病例急剧增加的原因的辩论正在进行中。在这个领域，耶鲁大学医学院儿科医生贝克是一位值得被尊敬和记住的人物，他的最大贡献是生物医学干预，他在他的书中系统地介绍了生物医学干预在孤独症康复中的作用和原理。贝克一直坚持患者优先的理念，类似于罗杰斯的患者中心论。

哈佛大学医学院儿童神经内科医生、脑发育研究学者赫伯特在他书中提出的观点影响了很多孤独症专家和患儿家长，指出我们应该用整体的策略去认识、干预、理解孤独症，孤独症患儿是独立的个体，不能单从某个角度去片面地看。

7. 世界孤独症日

2007 年 12 月，联合国大会通过决议：从 2008 年起，每年的 4 月 2 日为"世界孤独症日"，以提高孤独症相关研究与诊断、治疗、干预水平，增强人们对孤独症患者的关注。

8. DSM-V 带来的改变

DSM-V 的发表对整个孤独症诊疗领域产生了很大冲击。

美国精神病学会（APA）从 1952 年起制订 DSM-I。1968 年制订了第二版，DSM-II。从 1974 年着手制订而在 1980 年正式出版的 DSM-III 特别受到重视，因为它有一整套临床工作用的诊断标准，对于世界各国的精神病学家的临床工作和科学研究都有很大帮助。1987 年，APA 又修订、出版了 DSM-III-R 但是，精神病学发展迅速，这一修订版也已不能适应实际需要，所以从 1987 年起，APA 就开始制订 DSM-IV，DSM-IV 于 1993 年定稿，于 1994 年正式出版，中国的杨德森教授参与了制订。2000 年，DSM 第四版的修订版 DSM-IV-TR 发布。2013 年 5 月，APA 推出了 DSM-V，这一版本对所有精神类疾病进行了重新定义和分类，并制定了精确和具体的诊断标准。

首先，从分类上，孤独症不再隶属于广泛性发育障碍，而是隶属于精神发育障碍，称为孤独症谱系障碍（ASD）。另外，雷特综合征（一种严重影响儿童精神运动发育的疾病）和阿斯佩格综合征不再作为诊断项目。

（1）DSM-IV 分类　广泛性发育障碍包括孤独症、雷特综合征、童年瓦解性障碍、阿斯佩格综合征、未特定的广泛性发育障碍。

（2）DSM-V 分类　神经发育障碍即孤独症谱系障碍。

　　DSM 的更新对于孤独症干预领域没有多大的影响。各国相关机构之间的联合不断出现，如 Autism Speaks，是系统、全面的联合组织，联合了非营利组织与企业，科研与临床联合，各专业团队，家长、社区、政府。孤独症干预方式也发生了变化，不再是单一的疗法而是个性化的干预方案。

二、孤独症的定义及症状描述

1. 孤独症的经典定义

　　孤独症（autism）又称自闭症或孤独性障碍（autistic disorder）等，是广泛性发育障碍（pervasive developmental disorder，PDD）的代表性疾病。《DSM-Ⅳ-TR》将 PDD 分为 5 种：孤独症、雷特综合征、童年瓦解性障碍、阿斯佩格综合征和未特定的广泛性发育障碍。其中，孤独症与阿斯佩格综合征较为常见。

　　孤独症的患病率在各国有差异，一般在儿童中为（2～5）/10 000，男女比例为（3～4）∶1，女孩症状一般较男孩严重。

　　临床上首次描述孤独症是在 20 世纪 40 年代。1943 年，美国医生肯纳将其命名为"婴儿孤独症"。他当时描述这类患者的特征如下：严重缺乏与他人的情感接触；有怪异的、重复性的仪式性行为；缄默或语言显著异常；视觉－空间感知或机械记忆能力很强，与其在其他方面学习很困难形成鲜明对比；聪明、机敏。最初，肯纳报道的这类患者所患疾病被认为是儿童精神分裂症的一个亚型而未被重视。在 20 世纪 40—60 年代，又有几位研究者报道了类似的病例，并为其冠以各种各样的名称。当时的 ICD 和 DSM 将这类疾病归入"儿童分裂样反应"类别中。对于孤独症的病因，当时人们普遍认为是父母养育方式不当。

2. 孤独症的最新定义

孤独症患者主要表现为社会交往障碍、交流障碍、兴趣狭窄和重复刻板行为。ASD 属于神经发育障碍。

孤独症谱系障碍包含多种亚型,其共同特征是患者普遍存在社会交往障碍、交流障碍、兴趣狭窄和重复刻板行为等临床表现。孤独症属于最严重的一种。

需要注意的是,将阿斯佩格综合征归于孤独症谱系障碍仍然有争议。

在美国精神医学会出版的 DSM-Ⅴ 中,孤独症归于神经发育障碍。神经发育障碍是一组在发育阶段起病的疾病,这些障碍一般出现在发育早期,常常在学龄前,并以引起个体社交、学业或职业功能损害的发育缺陷为特征。

神经发育障碍包括智力障碍、交流障碍、孤独症谱系障碍、注意缺陷、多动障碍、特定学习障碍、运动障碍及其他神经发育障碍。

按照这一分类原则,孤独症归于神经发育障碍,同时又归于精神障碍。在这一分类原则下,神经发育障碍和人格障碍之间的区别也就清晰了,从年龄上,神经发育障碍多发生在 5 岁之前的发育阶段,而人格障碍主要发生在青少年和成人初期阶段。

3. 孤独症的症状描述

孤独症患者属于"有视力却不愿和你对视,有语言却很难和你交流,有听力却总是充耳不闻,有行为却总与你的愿望相违",人们无从解释,只好把他们叫做"星星的孩子",他们犹如天上的星星,一人一个世界,独自闪烁。

从临床表现看,孤独症一般起病于 3 岁以前,主要表现为三大类核心症状，即社会交往障碍、交流障碍、兴趣狭窄和重复刻板行为。

（1）社会交往障碍

患儿在社会交往方面存在缺陷。在婴儿期，患儿回避目光接触，对人的声音缺乏兴趣和反应，没有期待被抱起的姿势，或抱起时身体僵硬、不愿与人贴近。在幼儿期，患儿仍回避目光接触，呼之常无反应，对父母不产生依恋，缺乏与同龄儿童交往或玩耍的兴趣，不会以适当的方式与同龄儿童交往，不能与同龄儿童建立伙伴关系，不会与他人分享快乐，遇到不愉快或受到伤害时也不会向他人寻求安慰。学龄期后，随着年龄增长及病情改善，患儿对父母、同胞可能变得友好而有感情，但仍明显缺乏主动与人交往的兴趣和行为。虽然部分患儿愿意与人交往，但交往方式仍存在问题，他们对社交常情缺乏理解，对他人情绪缺乏回应，不能根据社交场合调整自己的行为。成年后，患者仍缺乏交往的兴趣和社交的技能，不能与他人建立恋爱关系和结婚。

（2）交流障碍

1）非言语交流障碍　患儿常以哭或尖叫的方式表示他们的不舒适或需要。稍大的患儿可能会拉着大人的手走向他们想要的东西，缺乏相应的面部表情反应，表情也常显得漠然，很少用点头、摇头、摆手等动作来表达自己的意愿。

2）言语交流障碍　患儿在言语交流方面存在明显障碍，包括：①语言理解力不同程度受损；②语言发育迟缓或不发育，也有部分患儿在2～3岁前有表达性语言，但以后逐渐减少，甚至完全消失；③言语形式及内容异常：患儿常常存在模仿言语、刻板重复言语，语法结构、人称代词常用错，语调、语速、节律、重音等也存在异常；④言语运用能力受损：部分患儿虽然会背儿歌、背广告词，但却很少用言语进行交流，且不会提出话题、维持话题或仅靠刻板重复的短语进行交谈，纠缠于同一话题。

（3）兴趣狭窄和重复刻板行为

患儿对一般儿童喜爱的玩具和游戏缺乏兴趣，而对一些通常不作为玩具的物品特别感兴趣，如车轮、瓶盖等圆的、可旋转的东西。有些患儿还对塑料瓶、木棍等非生命物体产生依恋。

患儿行为方式也常常很刻板，如常用同一种方式做事或玩玩具，要求物品放在固定位置，出门非要走同一条路线，长时间内只吃少数几种食物等。并常会出现刻板重复的动作和奇特怪异的行为，如重复蹦跳、将手放在眼前凝视、抖动或踮着脚尖走路等。

（4）其他症状

约 3/4 的患儿存在精神发育迟缓。1/3～1/4 的患儿合并癫痫。部分患儿在智力低下的同时可出现"孤独症才能"，如在音乐、计算、推算日期、机械记忆和背诵等方面呈现超常表现。

三、传统的孤独症病因理论

孤独症从被定义开始，其病因的探讨就没有停止过，而且目标一直没有脱离过生物学原因，但是始终没能取得突破性进展。从"冰箱妈妈"理论到生物学病因论，就再也没有新的突破。大家似乎都知道是神经发育障碍，可是囿于探索技术和思维方式的限制，无法搞清楚神经发育障碍究竟是如何导致孤独症的，于是几乎所有人的目光都开始转向训练，对于孤独症病因学的探讨停滞不前。

1. 前庭系统失调说

人的双耳跟神经系统紧密相连。前庭是内耳的组成部分，内可传递信息至神经元，促进脑垂体分泌内啡肽，控制神经系统的神经条件反应和平衡；外受头部位置变动控制，维持身体平衡，协调肌肉紧张度。正是由于前庭和神经系统的协调作用，我们才可以在空间中完成表达，做出各种动作，说出语言，保持积极的情绪。

前庭也是身体传达给肢体所有感官信息的重要中转站，前庭系统出现失衡就会影响人体神经系统和其他器官功能的发挥。

科学试验表明，如果发生前庭系统失调，就会刺激大脑中枢系统，也会影响脑垂体正常工作，使大脑产生焦虑感，在这种焦虑感的影响下，孩子就会表现出对外界环境反应的迟钝或过激，对交流的麻木或恐惧，沉迷在自己的世界里，从而出现孤独症。

另外，这种焦虑还会使孩子通过不停活动来缓解焦虑感，出现不能静坐、动作过多、经常摆弄各种物品、走路以跑代行、注意力难以集中、上课不专心听讲、学习困难、冲动任性、情绪不稳等症状。

2. 脑创伤说

母亲在妊娠期造成的胎儿大脑发育不全，在生产过程中早产、难产、新生儿脑伤，以及婴儿期脑炎、脑膜炎等疾病造成脑部伤害等因素，都可能增加孤独症的患病率。

3. 细菌或病毒入侵说

妇女妊娠期可能因细菌或病毒感染，使胎儿的脑部发育受损伤而导致孤独症。

4. 基因说

在20%的孤独症患者的家族可找到智力落后、语言发育迟缓和类似孤独症者。此外，在孤独症男童中约10%有脆性X染色体综合征。

5. 先天新陈代谢障碍假说

如苯丙酮尿症等先天的新陈代谢障碍疾病可造成脑细胞的功能失调和障碍，会影响脑神经讯息传递的功能，从而导致孤独症。

6. 其他理论假说

其他理论假说包括自身障碍假说、消化功能不全假说、营养不足假说、脑内雄激素过高假说、叶酸假说、疫苗假说（已被否定）、免疫系统失效假说、血型假说、神经元假说、心理障碍假说、自然变异假说。

以上孤独症病因理论假说没有一个得到国际公认，因此全世界的家长们病急乱投医，所以孤独症研究也把重心转向了如何改善已有的症状上，尤其是孤独症儿童的行为和语言，因此 ABA 才会大行其道。

四、传统的孤独症干预方法

孤独症的治疗和训练方法众多，让我们做一个简单的浏览。

1. 西医治疗

近年来，有研究用传统的或新型的抗精神病药对孤独症患儿进行生物医学干预，效果仍待进一步提高，不良反应很大。若患者伴随的精神、神经症状明显，或威胁到自身或者他人安全或严重干扰患者接受教育和训练，影响日常生活，可使用药物对症治疗。

（1）利培酮 2006 年获得美国食品药品监督管理局（FDA）批准用于治疗 5 ~ 16 岁孤独症患者。药物能改善患者易激惹症状、自伤和攻击行为。剂量 0.25 ~ 0.5 mg，每日 2 次，以后根据病情调整剂量，剂量范围 0.5 ~ 6 mg/ 日。常见镇静和锥体外系不良反应。

（2）中枢神经兴奋药　适用于合并注意缺陷和多动症的患者。常用药物哌醋甲酯或匹莫林（苯异妥英）（仅限 6 岁以上患者使用）。

（3）抗癫痫药　丙戊酸盐、卡马西平、硝西泮用于合并癫痫发作者。

2. 中医治疗

治疗方案主要有穴位按摩、针灸、中药等。有中医工作者和中医机构在正确辨证的基础上，拟定合理的穴位配伍，结合丰富的按摩手法，开展儿童孤独症的穴位按摩治疗，收到了比较明显的治疗效果，部分患者的进步特别快，不少孩子经治疗后，能够进入普通学校学习，逐步融入正常儿童。也有中医工作者和中医院大力提倡中药治疗，也取得了一定的效果。

3. 心理治疗与教育训练

（1）激活大脑的特殊教学法

脑是人体神经系统最复杂的部分，它控制着身体及我们所做、所想和所知的每一件事，并对信息进行加工处理，再将信息传导至肌肉令其产生相应动作。脑的不同区域都有各自特殊的功能，但各部分之间又都是由神经元和一个秘密的通讯系统相联络的，以有效地协同工作，控制我们的行为。但是，当大脑里的某个区域的连接受阻，并发生改变，就会导致神经功能的不平衡。

美国哥伦比亚大学医学研究中心的最新研究证明，细胞缺陷可能是孤独症的罪魁祸首。科学家在动物实验中发现，如果神经细胞中缺乏某种特定物质，神经元的连接会受阻并发生改变，最终导致神经功能的不平衡。大脑中每个神经元能接收不同的输入信号，有些是令人激动的，能刺激神经元，使其进入工作状态；有些是抑制性的，使神经元停止兴奋，进入休眠状态。如果缺乏这种调节兴奋与抑制功能平衡的物质，神经元连接通行得不到保障，就可能造成孤独症。

通过对孤独症患儿大脑进行测评可以分析出：有孤独症倾向孩子的大脑某个区域由于神经元连接受阻而导致了孤独症行为。根据每个孩子的不同情况，进行针对性的训练，通过训练大脑来补救大脑，从而激活、改善大脑这个区域神经元的连接受阻的功能。

（2）感应治疗法

目前医学界治疗孤独症的方法通常包括与孤独症患者交流的心理疏导，或在新的环境中用条件反射的方式进行反复训练，激发人体的机能，转移孤独症患者的注意力，解开孤独症患者的心结，可通过音乐、绘画、歌唱、舞蹈、体育等方式反复训练，改善患者的自闭状态，提高其智力，目标是使孤独症患者回归社会。实践表明这种训练会有一定的效果，但无法彻底改变患者孤僻的个性。

曹慧莲博士运用感应科学的方法对孤独症进行研究，并用感应科学的方法进行康复，取得了一定的成果。孤独症的本质就是负面的信息影响或控制了人的中枢神经系统，患者表现为孤僻、孤独，这种负面信息的性质不同、强度不同、影响的时间不同，反映的病理特性不同，疾病的严重程度不同，这种负面信息是某种特殊原因而引起，主要来源于三方面，即患者自身、其所处的空间及时间传承，负面信息影响、干扰或控制人的中枢神经系统，影响中枢神经系统的信息、物质和能量的交换，影响人的心情，使人形成心结，严重的会导致大脑发育不良、脑萎缩、行为异常等，患者表现为智力障碍或孤独症等情况。研究表明，可以通过感应科学的方法调整这三方面的信息，让中枢神经系统感应健康的信息，从而解开孤独症患者的心结，根据情况可以进一步通过康复激活脑细胞、修复脑细胞、重组细胞，将因负面信息受损的细胞和组织修复，结果表明，这种治疗方法有很明显的效果。

（3）刘氏训练法

刘氏训练法在孤独症中的应用起自1989年，通过对不同的孩子进行不同的个案分析和个体训练，提升孩子自身的基本学习能力，让他们听得明白、看得仔细、动得规范、玩得自信、学得轻松。在发掘、培养学习能力的同时，孩子已经在由内而外地进步了，他们表现出了"开窍"的现象，并且这种"开窍"在训练后还持续影响着孩子。如此，孩子才能真正地与人交流。刘氏训练法简言之就是让孩子变得"耳聪目明，手脚灵活"。

多年的实践证明，刘氏训练法对孤独症有较好的治疗效果。

（4）音乐疗法

音乐疗法治疗孤独症的探索主要有两类：①高频音乐疗法：通过刺激听觉系统，达到刺激大脑的目的。笔者以为此法效果存疑。②"迪普音"音乐疗法：迪普音是一种频率、相位都经过特殊处理的声音，它的频率与人耳固有频率相同，能够在耳蜗、前庭狭窄的空间内引起共振，并通过共振对中耳、内耳进行刺激，对耳神经能起到调剂的作用，减轻前庭功能紊乱状态，反馈到人的大脑中枢神经和脑垂体，帮助内啡肽生成，抚平焦虑不安的情绪。这种疗法似乎是基于孤独症前庭系统失调说开发的，有一些个案治疗的临床实践，但治疗效果未见有论文大力佐证。

（5）食疗

孤独症是一种由大脑发育不良引起的综合征。科学研究发现，奶制品、小麦制品及粮食酿造的酒类中含有的谷蛋白和酪蛋白对患儿的大脑具有麻醉作用，影响患儿的行为、智慧、情绪、痛感的极限及其对声音的敏感度，影响大脑中与说话和听觉统合有关的颞叶并降低血糖，从而造成大脑反应缓慢。该疗法就是通过控制食用此类食品达到缓解症状的目的，效果不彰，因此也未见大规模推广。

（6）当前流行的 10 种孤独症训练法

当前流行的 10 种孤独症训练法包括：①应用性行为分析法（ABA）；②孤独症与沟通相关障碍儿童的治疗与教育（treatment and education of autistic and related communication handicapped children，TEARCHC）；③人际关系干预法（relationship development intervention，RDI）；④地板时光法；⑤游戏与文化介入法（PCI）；⑥社交故事法（social stories）；⑦SCERTS 模式；⑧早期丹佛模式（early start denver model，ESDM）；⑨图片交换沟通系统（PECS）法；⑩核心反应治疗（PRT）。

1）应用性行为分析法

ABA 的原理基于行为主义理论，教学过程强调起因 – 行为 – 后果的行为分析模式。

传统的 ABA 采用行为塑造原理，以正性强化为主要手段，促进孤独症儿童的各项能力发展，其核心部分是任务分解技术，以目标分解、强化和辅助为原则。

典型步骤包括：任务分析与分解、在一定时间内强化训练分解任务、奖励强化、提示（辅助）和提示渐隐、间歇。训练强度高（一对一），每周训练时间达 25 ~ 40 h，注重个体化、系统化、严格性、一致性、科学性，同时也强调泛化。

ABA 是迄今为止少数几个通过随机对照研究证实对部分孤独症儿童有效的治疗方法之一，能增加儿童的适应行为，减少不良行为，教授儿童新的技能，对改善部分儿童的预后发展有一定的效果，尤其在认知、语言、适应性行为等方面。但由于 ABA 的回合式操作教学需在高度结构化的教学环境中进行，其泛化并不能真正达到让儿童在自然情景或人际交往中应用所学到的行为技能的效果。近年来，ABA 在传统方法的基础上做了改善，更强调行为的泛化和对社交的促进。

2）孤独症与沟通相关障碍儿童的治疗与教育

TEARCHC 是 20 世纪 70 年代美国北卡罗来纳大学教堂山分校的肖普勒教授团队建立的一套专门针对孤独症儿童的训练方法，是现时在欧美国家获得较高评价的孤独症训练方法，其教学属于结构化教学。

严格地说，TEARCHC 的优点在于提供了一套符合孤独症儿童感知觉和认知特征的训练框架体系，家长和教师可以非常清晰地开展相关的教育干预活动，同时，孤独症儿童对相关内容的理解、遵守和服从状况也更优。

TEARCHC 的核心是通过特别的环境布置、视觉安排、时间程序表、个人工作系统等要素，增进孤独症儿童对环境、教育训练内容的理解和服从。课程既可以在训练机构开展，也可在家中开展，已在世界各地广泛应用，不少孤独症患儿接受训练后得到认知、行为、交流等方面的改善。

3）人际关系干预法

RDI 由美国临床心理学家古茨坦博士提出的以家庭为基地的孤独症训练方法。该方法着眼于孤独症儿童人际交往和适应能力的发展，强调父母的"引导式参与"，在评估儿童当前发展水平的基础上，采用系统的方法循序渐进地触发孤独症儿童产生运用社会性机能的动机，进而使其将习得的技能运用在不同的情境中，最终让患儿发展出与他人分享经验、享受交往乐趣及建立长久友谊关系的能力。

该方法理论认为儿童人际关系发展的规律和次序是：目光注视→社会参照、互动→协调→情感经验分享→享受友情，他据此为孤独症儿童设计了一套由数百个活动组成的训练项目，活动由父母或训练师主导，在自然的生活环境或特定学校环境中进行一对一的训练。内容包括各种互动游戏，例如目光对视、表情辨别、捉迷藏、抛接球等；训练中要求训练师或父母表情丰富、夸张但不失真，语调抑扬顿挫，有时为了促进儿童的目光对视和非言语交流，会尽量减少使用口语。

4）地板时光法

地板时光法是基于发展个体化差异关系模型（DIR）开发出来的一种特殊治疗方法，名称源于治疗中治疗师或家长通过参与孩子的地板游戏来实施治疗。

地板时光法的理念是：成人可以在儿童自己发展水平的基础上，利用他们的长处，帮助儿童扩大他们的交流圈，让孩子主动走出他们的"世界"。

地板时光法的治疗通常是和地板上的游戏活动整合在一起的。在治疗过程中，治疗师或家长参与儿童感兴趣的、和他们发育水平相符合的活动，并以孩子的兴趣为指引，家长在治疗师的指导下将儿童的兴趣逐渐引导到更复杂的互动中。

在通常情况下，治疗提供者是经过培训的儿童父母或主要照料人，也可以是经过培训的心理学家、特殊教育老师、言语治疗师等。地板时光法还可以结合和正常发育儿童的互动。地板时光法通常在低刺激环境中进行，每天 2~5 h。鼓励家庭成员在日常生活中使用地板时光法。

与 RDI 不同的是，地板时光法训练是以患儿为主导，成人只是引导者。训练的目标是帮助孩子达到以下对情感和认知发展有重要作用的发育里程碑，包括自我调节与对世界的兴趣，与人的亲密感，双向的交流，复杂的交流，情感的想法和思维。

在训练中，父母或老师一方面根据患儿的活动、能力和兴趣参与到孩子的活动中去，同时不断制造变化、惊喜、困难，引导孩子进行更高难度的活动和更复杂的交往，让孩子在自由愉快的时光中建立解决问题的能力，进而发展社会交往能力。

训练活动不限于固定的课室，而是在日常生活的各个时段，而且多数是在地板上进行的游戏和活动。

这样的训练对家长或教师的要求其实更高。它没有刻意地进行语言和动作的训练，而是更强调孩子情绪和情感的发展。

5）游戏与文化介入法

PCI 是在游戏教育取向实践模式的基础上，融入文化学习、构建理论、亲验之心等理论而成的。

PCI 主要以文化学习有关的能力为主要的训练目标，包括社会性趋向、相互调控、模仿、意图解读、社会性参照、游戏、分享式注意力、心智理论、绘画与叙事等。其理论基础认为，儿童的学习需要有兴趣，而不是经由外在的灌输进行的；儿童必须经历和体验丰富的社会性经验才能建立恰当的社会认知。

因此，PCI 训练应在日常生活中（如吃饭、穿衣服、洗澡、聊天、讲故事等），或者在游戏活动中进行，游戏应符合儿童的兴趣、能调动儿童的主动性，可以依据训练目标和儿童的特性量身定制，具体多采用中断、选择、模仿、预测等做法。

PCI 旨在教会孤独症儿童文化学习的能力，通过互动、游戏与日常生活的互动来构建他们的文化学习能力，还要将当地的文化传承给孩子，并构建善意与接纳的助人文化来帮助孩子。

6）社交故事法

社交故事法是由格雷于 1991 年提出的一种应用于孤独症儿童及青少年甚至成年人的教学策略，通过文字表达的方式提升儿童的社交技巧，也可以通过漫画式对话或社交读物等形式使儿童明白其他人对社交行为的要求。

社交故事是具有特定模式的短故事，内容是客观描述人物、技巧、概念或社交处境，文字中需要明确指出一些对普通人来说显而易见，但孤独症患者却很难理解的社交线索或行为规则，描述一般人预期的社交行为和态度，肯定良好的应对行为。

社交故事的目的并不是要控制孩子的行为或对其进行说教，而是帮助孩子面对困难的社交处境，了解他人的意图和社会规则，学会辨别社交线索，引导孩子主动地做出合适的反应或沟通行为。

家长或老师掌握了撰写方法后，可根据孩子的接受能力和兴趣，选定一些会让孩子觉得困难、不安、混乱的社交情景作为主题。

7）SCERTS 模式

SCERTS 模式是一种综合的孤独症教学模式，该方法整合使用了改良 ABA、TEARCHC、DIR 和 RDI 等方法的具体做法，与 ABA 不同的是，它要促进的是儿童在日常活动中的自发交流能力。

SCERTS 模式主要强调以下三方面内容。

①SC（social communication） 社会交流，培养自发的功能性交流、情感表达，与其他儿童和成年人建立安全的信任的关系。

②ER（emotional regulation） 情绪调节，培养面对日常生活、学习或交往中的各种压力仍能保持良好情绪调节状态的能力。

③TS（transactional support） 全面支持，教育者关注孩子的需要和兴趣，相应调整环境，使用各种辅助工具促进儿童学习，为儿童和家庭制订个体化的教育和情感辅助。

该模式建议在融合教育的环境中由接受过培训的特殊教育老师或言语治疗师实施。在融合环境中，普通孩子可以成为社交和语言交流的榜样，有利于孤独症儿童的能力提升。

8）早期丹佛模式

ESDM 是一种发展的、以关系为基础的孤独症干预方法，也属于综合性干预方法。

该方法充分利用了 ABA 的部分教学技术，十分强调社会交往在训练中的核心地位，目标是促进孤独症患儿的社交、交流、认知、语言能力，减少孤独症行为。适用年龄范围是 12 个月至学龄前期。干预之前需要先使用其专用的课程评估量表，对儿童的认知技能、语言、社交行为、模仿、精细动作和粗大动作、自主能力和适应行为进行全面评估。

实施干预训练时，大人应设法建立好玩的程序，开展有趣的共同游戏活动，尽量吸引和保持患儿的注意力，促进他们的社交动机，培养孩子的言语及非言语交流、模仿、共同关注的能力，让孩子学会互动、轮流等社交规则。经过培训的行为分析师、特殊教育老师、言语治疗师或者家长都可以使用，建议每周训练时间为 20～25 h。

经一项临床随机对照试验证明，持续一年以上的早期丹佛模式训练能有效提高孤独症儿童的智力、语言、社交技能及适应行为。

9）图片交换沟通系统法

PECS 是让言语能力缺乏或不足的孩子通过使用图片进行沟通的一种学习系统。PECS 法简易而经济，适合老师与家长在家庭、课堂或其他各种场合下使用。

老师或家长可根据孩子的能力和喜好，帮助建立图片词汇，包括物品、人物、行为、事件、感受等词汇，用照相、画图等方式制成耐用的图片，还可配有可多次粘贴的文件夹作为沟通本。

PECS 法的使用包括 6 个阶段：①以图片兑换物品；②增进自发性；③图片辨认；④选取图片组成句子结构；⑤能自发邀请并回应"你要什么"；⑥自发反应。

尽管 PECS 是一种视觉工具，言语强化还是主要且值得鼓励的。该方法可能为不会说话的孤独症儿童提供了更能接受的沟通方法，因而有利于儿童与他人进行更多的交流。

10）核心反应治疗

PRT 是根据应用性行为分析的原理提出的，其目标是提升孤独症儿童的"核心"区域功能，并以此为依托，带动其他行为的发展和进步。

核心反应治疗以前也被称为自然语言范例（natural language paradigm，NLP），被用于教授语言、减少破坏性 / 自我刺激性行为，增加社交和学习技巧。具体特色有：①使用儿童喜欢的活动；②允许儿童自由选择，表现其自我控制感并增加动机；③变化内容以维持兴趣；④多元示范和多元成分，如呈现"推车""推球"等不同动作，并说"新裤子"而非"裤子"，以增加儿童对多元提示的反应；⑤促进儿童将已经学会的技巧或方法用于新的学习中，增加成就感；⑥使用直接而自然的增强，比如，孩子人际交流的尝试被他们努力的结果所强化（孩子尝试要一个毛绒玩具，他就会得到一个毛绒玩具）；⑦鼓励尝试和对话等。

PRT 的每周训练时长为至少 25 h。教授并鼓励孩子生活中的每个人在日常生活中使用此方法。PRT 可以由心理医生、特殊教育老师、言语治疗师，以及其他经过专业训练的人士进行。

纵观当前流行的 10 种孤独症训练法，它们都是基于西医的还原论思维的，就是要改善社交和控制情绪，全都是大家直接能观察到的现象层面。家长们希望改变什么，这些方法就号称能改变什么，而不管孤独症儿童是否能够学会，是否具备学习的能力。

在这 10 种训练法中，只有早期丹佛模式注意到了能力，其他的方法都忽视了能力这个前提。

凡是宣称能有改变的和进步的，实际上凭借的都是孤独症儿童本身残留的学习能力。如果孩子不具备学习能力，再怎么教孩子也学不会，当时学会的东西转眼间就会忘记。

学习能力来自哪里？一是孩子本身残留的，二是利用孩子的学习窗口期通过系统的方法训练进一步发展的。那么，那些既没有残留能力，也没有学习窗口期的孩子们怎么办呢？可见当下流行的所有的孤独症治疗方法和训练方法都是在孤独症病因不明的情况下针对孤独症的症状开发的"盲人摸象"式的方法。

五、对孤独症的新认识

全世界孤独症研究领域的专家、学者、临床治疗和训练领域的医生、特殊教育老师和社会工作者们主流的观点是：孤独症是不治之症，无法治愈，只能改善，因此儿童孤独症被称为世纪难题。难道孤独症真的是不治之症吗？笔者以为需要重新审视孤独症研究和临床治疗、训练的所有方面。我们发现有以下几个方面是需要重新思考和重新认识的，也就是说，我们需要重新认识孤独症。

1. 关于孤独症定义的误区

纵观孤独症被发现和研究的历史，我们可以看出，肯纳医生是从临床观察了 11 个孩子的心理行为异常表现总结归纳出了几个共同的特征，随后把具备这几个特征的疾病命名为早发性婴儿孤独症。后来，人们发现孤独症症状表现并不单纯是肯纳当初概括的那几个特征，而且每一个特征都还是一个连续的谱系，症状严重程度从低到高，孤独症只是典型的特征表现集合。因此，现在大家一致认可孤独症是一种谱系障碍，并非单一的病症。DSM–Ⅴ 已经把孤独症谱系障碍归为神经发育障碍。严格地说，孤独症只是儿童神经发育障碍的一种典型特征集合，所以应该属于生理疾病，并非精神疾病。遗憾的是现在 ICD 和 DSM 都把孤独症或孤独症谱系障碍归类于精神疾病，这是最大的误区。

人类认知世界分三步：第一步搞清是什么，就是分类和命名，肯纳提出孤独症概念就是做了分类概括和命名。第二步搞清为什么，肯纳也做了这一步，提出了"冰箱妈妈"理论，结果被推翻了，事实证明肯纳的病因理论是错误的。第三步是搞清怎么办。第一步、第二步是关于孤独症的世界观问题，第三步是方法论问题。

我们从第一步就不难发现一个思维漏洞，肯纳只关注了孩子一部分异常的行为表现（比如行为刻板、兴趣狭窄）、社交技能缺乏、语言障碍和情绪障碍，并没有留心观察到孤独症孩子常见的睡眠困难、偏食和大小便异常等问题。第二步回答为什么时已经说对了，DSM-V 认定孤独症是神经发育障碍，但是又被孩子临床表现的古怪行为、社交障碍、言语障碍和情绪困扰问题带偏了，舍本逐末，只追逐精神问题如何消除和矫正，没有进一步追问神经发育障碍的原因是什么。

第三步"怎么办"是基于第一步"是什么"和第二步"为什么"的认识基础上才发展出来的，没弄明白神经发育障碍的原因，只停留在如何消除精神层面的问题，做得再正确也只能是"治标"。当然，在没弄清楚孤独症谱系障碍的根本原因之前，现有的方法对于广大孤独症孩子和家长来说，也是没有办法的办法。

2. 关于孤独症谱系障碍病因认识的误区

从肯纳首先定义孤独症开始，对孤独症病因的推断和研究就发生了偏差，肯纳认为这是广泛性发育障碍。做出孤独症是广泛性发育障碍的病因推论，大概是因为发现了孤独症症状的多元性和复杂性。在肯纳医生的年代，想解释也没有依据，对肯纳医生的病因理论提出批评就显得有点强人所难。

其实，肯纳医生之后的里姆兰德博士就已经认定孤独症是生物医学疾病，并且认为孤独症可能是基因和环境相互作用的结果。1995年，美国孤独症研究所提出 DAN! protocol，他们的观点是：孤独症是一种生物医学疾病，是由免疫反应降低，疫苗和其他来源的外部毒素及某些食物引起的问题共同引发的疾病。

生物医学病因理论在 20 世纪 90 年代后期和 21 世纪初特别流行。当时，关于疫苗成分可能成为孤独症病例急剧增加的原因的辩论广泛进行，但是没有明确的结论。

耶鲁大学医学院儿科医生贝克编写了几本生物医学方法干预孤独症的书，系统地介绍了生物医学干预在孤独症康复中的作用和原理，但是他提倡的干预方法没有流行起来。不过，他不断进取，找寻更合适的方法。

21 世纪，哈佛大学医学院赫伯特写了一本书，提出我们应该用整体的策略去认识、干预和理解孤独症，说明赫伯特坚持孤独症的生物医学病因理论，但没找到根治孤独症的方法。他发出的一个灵魂拷问却是很有启发性的：相信你看到的，还是看到你相信的？提示广大孤独症研究者在孤独症病因探索上是否有意忽略了某些东西。

孤独症病因理论的探索从"冰箱妈妈"理论到生物医学理论推断，再到美国孤独症研究所提出的多因素综合影响理论，最后到赫伯特医生的灵魂拷问，一直没有一个肯定的结论。中间还有 16 种孤独症病因学说和最近流行的肠道菌群失调假说，都不能得出令人信服的孤独症病因结论，为什么？

我们现在已经很清楚，孤独症症状表现既不在同一个层面也不在同一个维度，而且每一个症状的轻重程度还是一个连续谱系，因此孤独症病因推断和研究如果继续沿着原有的科学研究还原论思维走下去是很难理出头绪的，也难怪至今全世界没有一个孤独症病因的统一结论，只有一句笼统的判断：孤独症属于神经发育障碍。

有鉴于此，我们必须换个角度看待孤独症。赫伯特医生的整体策略是个很好的提示，启发我们可以考虑从整体论和系统观思维去看待孤独症的症状和探讨孤独症的病因。因此，中医或许是解决孤独症的办法。

3. 关于孤独症症状认识的误区

关于对孤独症症状的认识，我们一直陷在肯纳医生的观察误区里：把所有观察到的症状收纳在一起，进行简单的概括和分类，提出几个核心类别作为临床诊断的判别依据，形成规范性的国际标准，作为国际上通行的孤独症临床诊断金标准。

我们对孤独症的认识也存在认识片面的问题。ICD 和 DSM 中罗列的孤独症谱系障碍症状被公认属于神经发育障碍，在症状清单中还忽略了睡眠障碍、饮食障碍和大小便障碍。我们把具体症状集合命名为孤独症谱系障碍，把高一层级和更大范围的神经发育障碍作为病因来认识，是否存在逻辑上的误区？因此即便是命名为孤独症谱系障碍也还是片面的，这种神经发育障碍究竟是什么原因导致的？值得我们进一步探索和研究。

4. 对孤独症治疗和干预方法的认识误区

目前绝大部分孤独症治疗和干预方法都是在病因不确定的情况下做出的努力尝试。绝大部分方法都是对症的做法，缺什么补什么，停留在现象层面，不够深入，因此治标不治本。

最典型的是以 ABA 为核心的一系列孤独症谱系障碍干预手段，利用的只是孤独症儿童本身不同程度残留的认知能力和学习能力，干预的效果因人而异，维持时间从一两天到几个月不等。其背后的原理极其简单，就是条件反射原理。

要从根本上治愈孤独症，已有的对孤独症谱系障碍的认识是解决不了问题的，必须更换思路和方法，重新认识孤独症。

5. 对孤独症谱系障碍认识的新思路

首先我们要重新认识人体。人体是自然的一部分，时刻与自然界紧密联系、相互作用、须臾不离，遵循"阴阳平衡"和"五行相生相克"的原则。

人体是一个复杂而又开放的巨系统，人体系统正常运作需要三方面协调有序、紧密配合：环境、结构和功能。环境是指人体的内外环境，结构是指生理组织，功能是指生理组织在内外环境里依靠物质、能量和信息交换、传递完成生化反应（氧化还原反应）运作的新陈代谢、生老病死的过程涌现。

现代科学和西医对人体的传统理解基于人体解剖学、人体生理学和心理学，是对人体这一系统的结构和功能的认识，相对忽视了环境因素的作用。人体系统运作机制主要来自人体生理学和心理学，人体生理学基本弄清楚了人体系统里物质（氧气、二氧化碳、蛋白质）和能量交换的生理代谢过程，完全忽视了人体经络系统在人体生命过程中的重要作用。心理学主要研究的是人体系统正常运作功能的外在表现，包括人的心理（意识、意志、人格、思维、想象、情绪与认知）和行为发生发展的规律，也是人体系统功能的一部分。人体生理学和心理学完成了对人体系统功能的内在过程和外在表现的认识。

孤独症谱系障碍是因人体系统功能的外在表现异常被观察到而被命名的，因此只被归属于心理和行为异常是不够的，观察到的只是人体系统功能的外在表现，人体系统功能内在过程未被注意到，特别是人体经络系统的作用。

从整体上来看，人体系统是环境、结构和功能三元素在经络系统的整合下才能正常运作的，那么，出现人体系统功能外在表现异常背后的原因也要在整体框架下去思考和探索。找对了病因才有可能找到正确的治疗方法。

临床实践证明，孤独症谱系障碍是人体经络系统严重障碍甚至崩溃导致的，生理信息传导错误，生理、心理和行为必然异常，我们用Meta 经络重构技术重建经络系统，人体系统强大的自我修复能力就会被激活，大脑神经系统的功能就会逐步恢复正常，从而治愈孤独症谱系障碍。

综合集成医学在儿童孤独症经络重构治疗方面的理论、方法、技术、实践是创新性的。正如国际欧亚科学院中国科学中心评审的结论：儿童孤独症健康医学是理论创新、方法创新、技术创新、实践创新，是儿童孤独症康复技术的新突破。儿童孤独症是由于患儿自身多种疾病杂合导致核心症状的外在表现，其内在机制是儿童发育过程中经络系统严重障碍，无法与外界环境进行信息交互，应用 Meta 经络重构技术能够从根本上改善孤独症儿童的核心症状，恢复患儿与外界环境的信息交互，激发患儿生理和心理的发育机制，使其逐渐恢复正常状态。

数字课程学习……

🖥 图片　　　　▶️ 视频　　　　🖥 案例分享

附
记

视频 5-1
雪山下的心声

图片 5-1
秋辰妈妈日记5本

秋辰妈妈日记

病情描述：2021 年 7 月，秋辰在丽江接受了 Meta 经络重构治疗，秋辰被诊断患有严重的孤独症伴智力障碍、严重发育迟缓、癫痫、皮肤病与脊柱侧凸。

2021 年 7 月 26 日（第一次治疗）

图片 5-2
2021 年 7 月 26 日
日记

19:19　发病一次（耳朵发红，头痛，用手打击头部约 10 min）。其他时间心情良好，跟他做游戏他也表现得很开心。

23:09　情绪有点不稳定。

23:12　症状有所好转。

23:20　左耳正常，右耳有点发红。

23:40　耳朵正常。

2021 年 7 月 27 日（第二次治疗）

图片 5-3
2021 年 7 月 27 日
日记

18:00　有掌心出汗的现象。

18:13　停止出汗。

18:34　出现不舒服，两耳发红，额头有些发热。

18:36　安静下来了，但耳朵还红。

18:53　耳朵不红。

19:00　掌心、足心出汗。

19:35　足心不出汗，掌心仍出汗。

20:30　掌心停止出汗。

21:20　出现呃逆。

21:30　停止呃逆。

21:35　入睡。

23:20　身体出汗，头枕部和背部都湿了。

次日 00:15　停止出汗。

睡着以后，头枕部和背部都有汗湿的情况。秋辰之前有抢食的行为，7 月 25 日，他从一个小朋友的手里抢了食物，一下就放进嘴里。昨天晚上我们去吃饭时，旁边有人在吃冰淇淋，当时他很想吃，直接拿勺子要去吃，我发现后立刻制止了他，告诉他拿别人的东西是不对的，他也是听话的，没有像之前那样上来就抢着吃，把勺子放下了。

2021 年 7 月 28 日（第三次治疗）

09:22　昨晚 21:30 入睡，到现在还没有睡醒。

09:24　睡醒后小便，量稍大。

09:34　喝了一杯纯牛奶。

10:30　吃了一碗多的米饭，一碗排骨汤，一碗排骨肉，食量明显比之前增加了。

秋辰的情绪比昨天稳定多了，不舒服的感觉持续了几秒钟，不过马上又好转了。

18:30　到住处后出现了两次不舒服，不过持续时间不长，无耳红现象。

19:00　情绪波动有点大，一会开心，一会难过。

19:30　晚饭吃了些鸡肉和几口米饭，喝了一碗多鸡汤。

20:26　大便（微干）。

20:59　出现呃逆。

21:15　发病（耳红，头部发热、出汗），持续 10 min。

22:35　入睡。

秋辰到住处后心情一直很好，会"哈哈"笑，并发出"嗯"之类的音。

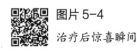

图片 5-4
治疗后惊喜瞬间

治疗后，秋辰的眼睛非常明亮。当经过古城口大水车旁时，我提醒秋辰看大水车，他立即就很配合地去看，给了我很大的惊喜。这天秋辰看到的世界应该是美好、明亮的。

2021 年 7 月 29 日（第四次治疗）

03:22　睡醒后喝了半杯水，小便 2 次，一次量大，一次量小。

05:51　小便 1 次。

06:50　掌心出汗。

07:00　10 min 内尿床 2 次。

08:30　吃了 2 个鸡蛋，一小块饼，喝了一杯牛奶、少许八宝粥。

09:35　感觉不舒服，有哭闹、扔东西、击打头部行为。头部发热，有些出汗。

09:50　停止哭闹，安静了下来。

10:12　大便量 100～150 g（质稀）。

图片 5-5
2021 年 7 月 29 日
日记

治疗后，秋辰较之前主动性增强，跟别人有了互动，对事物的注意力也集中了很多，对事物有了很多的感知和探索的心理。双手的怪异行为减少了很多。

18:10　晚饭吃了半碗米饭、几口肉，喝了一碗猪脚汤。

18:45　在回住处的路上掌心出汗。

18:55　发病一次。

19:03　慢慢安静下来（持续 8 min）。

19:37　发出"嗯、啊"连贯的两个音之后又发出"哟、哦"两个音。

20:00　他看了一下灯，然后自己主动把灯打开了（不需要我提醒）。

20:35　入睡。

20:52　梦中左手摆动五六下又放下来。出汗严重，衣服和头发都湿透了，排气一次。

21:22　停止出汗。

2021 年 7 月 30 日（第五次治疗）

08:36　醒来小便量不大，体温正常。

10:20　早饭喝了一碗汤，吃了半碗鸡肉、少许米饭，后来又喝了一杯牛奶。

10:50　尝试吹气球，没有咬食异物行为。在做游戏过程中，他发出"要玩""要"之类的音，但不清晰。

11:40　大便，大概有 150 g（质稀）。

13:40　中午吃了 2 个鸡蛋，喝了 1 碗粥。

13:45　有一点不舒服，无耳红、发热，情绪很快稳定下来，没有哭闹。

18:15　喝了半碗鸡汤，吃了少量鸡肉和几口包子。

18:43　到家后吃了 1 个火龙果。

20:56　发病一次，耳红持续 2 min，掌心出汗。

22:14　掌心停止出汗。

22:40　入睡，体温正常。在浅睡眠中笑出了声，有做梦的迹象。

23:04　头枕部和背部出汗，出汗量比昨晚减少很多。

23:27　停止出汗。

2021 年 7 月 31 日（休息）

06:44　小便，量不大，小便后又睡着了。

07:42　发病一次，持续 2 min。

08:00　吃了 1 碗米饭、少量鸡肉。

14:10　午饭吃了一碗粉丝、少量鸡肉。

19:30　晚饭吃了半碗米饭、半碗粉丝、少量鸡肉。

21:31　主动洗脚，有了主动做事的意识。

22:30　入睡。

23:50　头部、背部出汗,出汗量比昨晚大。

2021 年 8 月 1 日(休息)

01:16　停止出汗。

07:02　小便量不大,小便后又入睡。

07:12　醒来发病,有过激行为(击打头部、咬手、扔东西),上身发热、出汗,左眼流泪。

09:12　吃了 1 碗米饭、少量葡萄,喝了 1 碗鸡汤。

11:12　大便(量较大,色黑)。

11:25　头部出汗,有点不舒服。

13:35　吃了一碗多粉丝、少量肉,两三个梨。

15:15　发病,头热、出汗。

15:23　安静下来。

20:05　吃了一碗多粉丝、几口白菜、几口肉,喝了几口鸡汤。

20:30　坐着认真地观看电影,注意力比以往集中很多。

21:42　掌心、足心出汗。

22:00　掌心停止出汗,足心仍出汗。

22:17　足心停止出汗。

23:06　入睡。

2021 年 8 月 2 日(第六次治疗)

00:22　上身出汗,出汗量大,头发湿透。

00:53　停止出汗。

昨天下午我在晾衣服,挂好一件衣服后,发现他主动帮我把其他衣服从洗衣机里拿出来并递给我,这在之前从没发生过。昨天晚饭时,我发现他能一只手稳稳地拿住杯子了,这是他之前做不到的。

8:18　醒来开始小便,量较小,睡眠质量好,睡了 9 h。

8:30　尿床，出现尿失禁的现象。

9:00　吃了 2 个鸡蛋，喝了 1 杯糖茶。

12:55　出现不舒服，不过持续时间很短，没有哭闹。

13:10　吃了 1 碗米饭、少量虾、半碗鱼肉，喝了小半碗肉汤。下午吃了一串葡萄、1 个芒果，以及 1 个桃子、半个梨。

15:30　大便，色黑（质微干）。

18:09　到住处喝了一杯牛奶。

秋辰到住处跟我抢笔，我告诉他，我需要用笔写字，他就没有再继续抢。

18:35　排便困难。

19:40　晚饭吃了少量豆腐、白菜、木耳、肉，一碗粉丝，喝了一碗汤，饭后吃了少量西瓜。

21:29　出现不舒服，击打头部七八下，哭泣。

21:35　慢慢安静下来。

22:20　入睡。

2021 年 8 月 3 日（第七次治疗）

04:36　发现头枕部和背部有汗湿的现象。

05:44　停止出汗。

07:44　小便，尿量较大，右侧牙龈肿痛。

09:30　吃了 2 个鸡蛋、少量粥，喝了半杯牛奶。

10:25　发病，击打头部两三下，持续 1 min，无耳红、头部发热现象。

10:50　大便量增多（250 ~ 300 g），质微稀。

11:33　出现轻微不舒服，有难过表现，无哭闹，持续几秒钟。

11:37　露出很难过的表情，"嗯""嗯"哼了几声，持续约 10 s。

12:30　喝了一碗鸡汤，吃了一些小白菜、半碗米饭。

秋辰在住处听到隔壁有流水声，赶紧跑去浴室查看。看到其他小朋友手中的气球他会用手指一下，再指一下自己手中拿的气球。听到关心的话语，他会触摸对方的手，亲吻对方的衣角。

第七天治疗结束，秋辰在上完洗手间出来的路上主动触摸了一位陌生阿姨的手。在要下车时，他为了表达谢意，主动触摸了司机的手。

饭后，秋辰因为注意力在他的玩具上，被身旁经过的电动车吓了一跳，他做出踢腿的动作，然后经过我的安抚，我说你不能怪电动车，它没有错，是你注意力不集中才被吓到了。

之后，我心疼他走路辛苦，我对他说："你走一会，等会妈妈背你。"果不其然，他走了一会就爬上路边的花坛让我背他。

19：00 晚饭吃了一碗多粉丝、小半碗肉，喝了一碗鸡汤。

20：36 掌心出汗。

21：54 掌心停止出汗。

22：10 右侧牙龈肿痛，一直把手指含在嘴里以缓疼痛。

22：20 用梨敲击牙齿，敲了几十下，掌心一直出汗。

22：30 我在记笔记时，秋辰和我抢笔，他发出"要"的声音，很清晰。

23：10 入睡。

2021 年 8 月 4 日（第八次治疗）

01：00 头枕部和背部有出汗现象（出汗量小）。

06：54 右手无意识地转动了几下，然后有两下招手的动作。

07：00 醒来开始小便，量不大。

昨天晚上回到住处，我观看他的治疗影像，发现他很高兴，他一直抢我的手机。

07：45 喝了一杯牛奶。

08:08　掌心出汗。

08:46　掌心停止出汗。

10:30　遇到电动车还有踢腿的动作。

10:44　右耳耳垂部位冒出一点血。

11:30　吃了半碗菜、一碗羊肉汤、几口鸡肉。

12:30　吃了猪肝和少量鸡肉。

13:25　大便，量较大（色黑，微稀）。

13:57　出现不舒服，有打头的过激行为。

14:04　慢慢安静下来（发病持续 7 min）。

第八次治疗后，秋辰在回家的车上见到有几个人在吃冰棍，他上手就抢了一位小姐姐的冰棍。

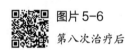
图片 5-6
第八次治疗后

18:30　掌心有出汗的现象。

18:50　掌心停止出汗。

19:00　出现一次不舒服，但很快好转，没有打头，拍了两次手，表情难过。

22:00　入睡。

2021 年 8 月 5 日（治疗结束）

06:32　出现一次不舒服，敲了两下头（在睡梦中疼醒）。

06:33　小便偏黄，量不大。

09:19　发病 1 次，持续 1 min。早上吃了 2 个鸡蛋，喝了 1 杯牛奶。

13:29　我抱了秋辰一会，发现他会亲昵地搂着我的脖子了，给我带来了大大的惊喜。

13:53　发病 1 次，持续 1 min。

14:40　万里行团队来到家里看望秋辰，给了秋辰很多帮助。

图片 5-7
看望秋辰

15:53　发病 1 次，无打头现象，双眼流眼泪，头枕部有出汗的现象。

15:56　渐渐安静下来。

16:40　吃了 2 碗面条后，有力量地奔跑了一会。

18:40　发病 1 次，出现耳红、哭泣、打头现象，敲打下颌、抓扯奶奶的头发。

18:48　渐渐安静下来，如此反复发作 2～3 次。

19:20　渐渐安静下来，敲牙两三下。

22:30　入睡。

2021 年 8 月 6 日（万里行闭幕式）

06:50　小便，量不大，色偏黄。

07:34　出现不舒服，没有抽搐，表情很难受，持续 2 min，发作 3～4 次。

09:25　出现不舒服，持续几秒钟，双眼流出眼泪。

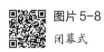
图片 5-8
闭幕式

闭幕式结束，秋辰精神状态不佳，吃了少量玉米、一杯八宝粥。秋辰在车上睡了一会，头枕部出汗。

22:50　入睡前和奶奶互动了几下。睡着以后，枕部有出汗现象，但出汗量不大。

2021 年 8 月 7 日

07:20　醒来，枕部头发有汗湿现象。

09:49　出现不舒服，有打头现象，双眼流出眼泪但量不大，持续 5～6 min。眉毛上方皮肤发红。疼痛难忍时，有咬手的行为，但他会有意控制，并未咬伤手，有吮吸的动作，掌心出汗。今天发现他头发都竖起来了（以前他的头发是贴着头皮的）。

11:08　发现右耳耳垂背部上一横指的地方有皮肤红肿现象。

13:00　出现一次不舒服，时长 1～2 s，反复两三次。

秋辰午饭吃了几口炒土豆丝、几口肉，看上去没食欲。

13:50　跟爸爸去床上休息，很友爱地跟我们告别（挥挥手）。

14:18　发病一次，有打头现象，耳朵微红，疼痛难忍，不太清晰地叫了两声"妈妈"。

哭泣，有些许出汗，持续时间 12 min。我在洗衣服，他自己去取了衣服放入洗衣机里洗了起来。

16:35　额头有出汗现象。

16:38　出现不舒服，脸发热。

16:48　又发作一次，没有哭闹，很难过的样子，持续两三分钟。疼痛过后，感觉心情又好了很多。

17:35　发作一次，有很难过的表情，打头两三下，很难过地哼了几声，持续 1 min。

18:20　掌心有出汗现象。晚饭吃了一碗面、少量白菜，晚饭后吃了梨。

21:30　掌心有出汗现象，头出汗，出现难过表情，持续 1~2 s。

22:00　入睡。

23:00　发现整个头都在出汗，头发几乎湿透，全身上下都有出汗现象。

2021 年 8 月 8 日

01:15　慢慢停止出汗，这次出汗量大，持续 2 个多小时（睡着后出汗量最大）。

09:00　醒来吃了几口鸡蛋，吃了一个芒果、一些梨，喝了一些姜糖茶。

上午掌心和足心都有出汗现象。

11:35　发病一次，持续 4 min，没有打头，露出很难过的表情，间隔 2~3 min 又发作一次，大概持续 2 min。

秋辰今天中午和奶奶一起休息，因为很长一段时间没跟奶奶睡，他看上去有点不好意思，感觉他的情感变丰富了。

22:30　入睡。入睡后有出汗现象，枕头都湿了，出汗量大。

2021 年 8 月 9 日

07:00　醒来，睡了 8.5 h。

09:50　发病一次，持续 3 min，有难过的表情，之后吃了 3 个小无花果。

早饭吃了几口鸡蛋、肉和茄子，食欲不佳。

15:10　发病一次，持续 2 min。

19:20　秋辰想玩钥匙，我没给他玩，他发病一次，持续 2～3 min。19:00 前我发现他耳朵出血部位流出水样分泌物。

今天发现我抱着他，他会对我的脸吹气了。我干活回来发现他可以稳稳地撑着雨伞在院子里走了。

21:00　入睡。睡着以后全身出汗。

2021 年 8 月 10 日

07:00　醒来后小便，然后继续入睡。

09:20　起床。睡了 12 h，睡眠质量很好，以前还会经常踢被子，现在不会了。扔东西的次数也减少了。早上起来吃了几口馒头、2 个鸡蛋、1 个土豆。

10:35　我问秋辰要不要看 DVD，他很清楚地告诉我"要"。

11:40　喝了一袋牛奶，很开心。

11:48　出现不舒服，有难过表情，无耳红，头微热，持续 8～9 s。

12:07　发病一次，打头，哭泣，耳红，疼痛程度可能比之前那次深，持续 3 min。

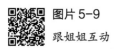
图片 5-9
跟姐姐互动

今天秋辰会跟着姐姐走路了，拿姐姐的瓶子敲打，跟姐姐有了互动。他的食欲比昨天好，喝了 3 杯牛奶。午饭、晚饭吃了爸爸从水池里钓上来的鱼。

2021 年 8 月 11 日

我发现，秋辰已经不怎么喜欢吃零食了。他以前爱吃零食，而且会把他不爱吃的食物故意弄到地上，他现在不会了。他跟家人的互动也变多了，吃饭的时候用手指了一下爸爸。吃饱饭之后有力量地奔跑了一会。跟奶奶出去玩的时候会跟爸爸妈妈道别，分别用手指了一下，跟我道别时还特意用手摸了一下我的衣角（他可能想表达："我只是和奶奶出去玩一会，妈妈，我还是爱您的"）。

他看 DVD 的时候可以看着我按 DVD 的进出键并成功模仿。

下午 16:14，他右耳垂部位出了点血水，之后头有点不舒服，打头好几下，之后断断续续发病，持续 4 ~ 5 min。发病时，他打翻了烟叶和凳子。在我分烟叶的时候，他会学着我的样子把烟叶撕扯下来。晚上，他会帮我把烟叶拿进屋。睡着时头枕部仍有出汗现象。

2021 年 8 月 12 日

我今天发现秋辰对事物的反应力提高了不少。他发现奶奶桶里没水了会立刻去帮奶奶接水（从前让他去接水要说好几遍）。他会在我提水时主动帮我扶着提手。

放 DVD 的时候，放久了碟片会卡顿，我会用纸擦拭碟片，这招秋辰也学会了。他会把碟片从 DVD 机里取出，从我包里掏纸，自己擦拭起来。洗脸的时候，我像往常一样拿毛巾给他擦脸，他不要，他自己拿了一块毛巾，弄上水，自己擦洗起来。

晚饭后，秋辰学调理师给他治病的样子，拿按摩器上上下下给爸爸按。头痛没有发作。睡着以后，头枕部仍有出汗现象。

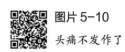

图片 5-10
头痛不发作了

2021 年 8 月 13 日

秋辰今天 11:46 出现头痛，哭闹了一会，耳朵不红，额头发热，持续 4 min。12:45 又发病一次，有打头、哭闹现象，持续 10 min 左右。

今天秋辰跑去亲昵地搂着奶奶的脖子。他跟姐姐玩时，会用头去蹭姐姐的头，还用手摸姐姐的脸。

看 DVD，放完一首歌，我问秋辰："是放完了吗？"他用手指了一下电视，又指了一下我（他想跟我表达的应该是："是的，妈妈你看放完了吧"）。

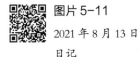

图片 5-11

2021 年 8 月 13 日日记

秋辰跟爸爸一起坐电动三轮车的时候，他会用一只手扶着扶手，像是自己在开车，遇到人笑嘻嘻的，满满的自豪感。

今天我还发现他特别懂得感恩，隔壁的一位爷爷平时爱给他吃的，对他很好。秋辰今天遇上他，爸爸叫他把手里的葡萄拿给爷爷吃，他飞奔过去，硬是把葡萄塞给爷爷。

2021 年 8 月 14 日

今天秋辰发病是由于情绪。18:11，我干活回来，因为去了大半天，他心里可能生我的气，我说："妈妈回来了，你想妈妈？"他理都不理我，好像很生气。后来他就开始头疼（拼命打头、哭闹，拉扯我的头发，还想咬我），持续了 14 min。之后我拿哨子给他玩，他居然能吹响哨子（第一次吹响）。

爸爸在拿柴的时候，他很勤快地帮爸爸拿。

今天我发现他对按摩器操作的模仿能力很强，奶奶操作一两遍，他立马就学会了。

晚上，秋辰躺在床上，他发现奶奶要离开，立马拉住奶奶的衣角，奶奶说："奶奶出去一下，一会就回来"，他就松手了。

2021 年 8 月 15 日

11:30 发病一次，耳朵发红，脸也有些发红，拼命打头，疼痛程度有所加深，流泪量不多，拉扯奶奶的衣服，咬奶奶，奶奶说："再这样，我不抱了"，他就很委屈地窝在奶奶怀里，持续 20 min。

秋辰今天看 DVD 会用手指里面的影像了，能跟着音乐跳几分钟。

跟姐姐玩的时候，他会从姐姐手里抢玩具了。有时候不知道他想到什么，会发出"嗯嗯"的声音。

2021 年 8 月 16 日

秋辰今天跟着音乐跳了一会，之后就跟着姐姐走，姐弟的互动是抢玩具。下午秋辰把手伸向我，我问他："你是要跟我握手吗？"他伸出手，后来我才发现他其实是要上厕所。

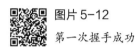
图片 5-12
第一次握手成功

今天秋辰发病的时间不长，这也值得开心。

晚饭后，秋辰在外面玩时看到爸爸的钓鱼竿，他就学爸爸钓鱼的模样把竿搭在水池边。我说："秋辰，你以后会钓鱼了，要钓很多鱼给我们。"结果他搭了很久才搭好，约半小时。

2021 年 8 月 17 日

今天，秋辰没有发病。家里采摘烟叶，他也采了几张，但他不会分熟与不熟。后来下了很大的雨，大人一直在忙，秋辰就跟在我们后面不哭不闹。

不知秋辰是有意还是无意，他喊了一声"奶奶"。他对感情的表达也增进了不少。之前在表示友好、喜欢时，他会摸一下对方的衣角，现在他会亲昵地抱一下对方。

2021 年 8 月 18 日

今天上午秋辰发病 2 次，持续时间不长。

下午我们捆烟叶的时候，秋辰挨姐姐坐着，他看到姐姐戴的眼镜，可能很好奇，上手就去摘，后来姐姐把眼镜摘下来，给他戴上。他戴上后很开心，摇着头，笑嘻嘻的。

今天秋辰玩着玩着突然转过来喊了两声"阿奶"。

2021 年 8 月 19 日

11:35 发病一次，耳朵发热、发红，全身都有出汗现象，头部明显发热，拼命打头，疼痛难忍时吼叫出声，额头被打肿，双目流泪，量不多（右眼比之前流泪量多一些），持续 15 min。

今天秋辰给了我很多惊喜。中午我问他要不要看 VCD，他跟我说"看"（发音不是很清晰）。房间里灯不亮时，他会手指一下灯，示意我开灯。

中午爸爸泡面吃，往常他会跑过去吃，今天并没有那样，他对以前喜欢吃的东西都不太感兴趣了。今天他还跟姐姐互抢东西吃。吃晚饭的时候，我教他吃鱼头，让他往嘴里吸，他学会了。

2021 年 8 月 20 日

12:17　发病一次，耳红，背部、掌心、足心都有出汗现象，没有打头，表情很难受，持续 1 min。

今天秋辰会拉着姐姐的手跟姐姐玩，会追着姐姐拉姐姐的裤角。今天给他放 DVD，他会把他不喜欢的碟片从 DVD 机里拿出来，放他喜欢看的碟片。我把哨子拿给他让他吹着玩，他吹了几下就不吹了，感觉不是很有兴趣。今天我搬烟叶，秋辰也想帮我搬，他拖了一些出来，但可能搬不动，掉在了地上。

2021 年 8 月 21 日

09:55　心绪不宁，持续 5~6 s，很快安静下来。

13:13　发病一次，打头，拼命吼叫，耳朵发红，背部、头发有汗湿现象，无眼泪，持续 4 min。

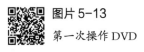
图片 5-13
第一次操作 DVD

今天上午秋辰蹲着玩，他可能玩累了，就在地上趴着玩，玩了好久（这在以前是没有的，可以调控玩姿了）。我用 DVD 机给他放动画片，一会他就把碟片拿了出来，放了另外一张碟片。下午我发现他在学我分烟的样子，把烟叶拿来堆放在一旁，并且有收烟的动作。

2021 年 8 月 24 日

10:28　发病一次，刚开始疼痛程度低，有耳红，打了几下头，持续 2 min。

今天秋辰掌心没有出汗。下午秋辰过得很开心，因为没有发病，笑呵呵地跑来跑去，差不多跑了 10 min。下午他在外边的园子里玩，看到之前我摘给他吃的无花果，他就从树上摘了两三个回来，放进嘴里咬。

2021 年 8 月 25 日

13:39　出现一次不舒服，打了三四下头，无哭闹，只持续 5 ~ 6 s。

18:55　耳朵微红，用力敲打了五六下头枕部，有很难过的表情，没有哭闹，持续 5 ~ 6 s。

19:03　轻微敲打头枕部五六下。

今天对秋辰来说也是个非常美好的日子，因为头痛情况好转了很多，有不舒服但没有哭闹。今天在玩的时候他还无意间做了几个蛙跳。他还学奶奶背着手走路。在吃饭的时候，他发现筷子拿反了会立马把它正过来。我递给他水杯的时候，他扶了一下杯子。

2021 年 8 月 26 日

12:05　出现不舒服，有很难过的表情，持续 5 ~ 6 s，没有哭闹。

今天我发现秋辰的脚可以搭到抽屉上了（又多了一项技能）。中午，秋辰因为扯奶奶的头发被奶奶回扯了一下，他委屈地哭了。

下午，秋辰看到水坑里的水，很开心地玩耍了一会。秋辰今天特别黏爸爸，走到哪就跟到哪。

因为秋辰生活不能自理，所以当他完成不了一件事情时，我会心急去帮他做，养成了照顾他的习惯。今天我听完专家说的话，认为我需要改变自己的做法，要慢慢让他学会自己做。

2021 年 8 月 27 日

10:22　发病一次，持续 2 min。疼痛程度没有之前深，无耳红、头发热现象。

下午，姑夫从丽江回来，以前姑夫在家时对他很好，他跟姑夫的感情也比较深。今天他看到姑夫回来立刻跑到跟前，跟姑夫的互动也很多，会用身体去蹭蹭，用手去摸姑夫的脸。我们捆烟叶的时候，他也会帮忙递烟。

2021 年 8 月 28 日

10：15　发病一次，持续 2 min，有大叫，脸微热，右耳有些红，有过激行为，发病后心跳有些加快。

15：00　出现狂躁，持续 18 min。

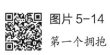
图片 5-14
第一个拥抱

今天秋辰在吃芒果的时候可能很开心，发出"嗯"的音。晚上给他听学习机里的故事，不知他是喜欢那种温柔的声音还是觉得新鲜，笑嘻嘻的很开心。今天秋辰看到奶奶装烟，主动帮奶奶收了一个，并放在奶奶放袋子的地方。今天秋辰主动抱了我（这是秋辰给我的第一个拥抱）。

2021 年 8 月 30 日

秋辰没有发病。上午，秋辰在姐姐喝水的时候学着姐姐的样子舀了一瓢水喝了起来。

我洗衣服的时候，他看到洗衣机，会学我们的样子往洗衣机里放水，虽然没有做好，但他有了帮助妈妈的心。

下午给秋辰放碟片的时候，我发现他居然会自己换上自己喜欢的碟片。

2021 年 8 月 31 日

今天秋辰没有头痛。早上，秋辰很开心，做了一会跳高运动。后来我发现他嘴巴总是一张一合发出声音，我想给他拍个视频，让秋辰再弄一下，结果他笑嘻嘻地摇头，不让我拍。

早上我出门的时候跟他告别，叫他跟我告别，他可能是心情不好，没有做出反应。下午回来，秋辰把双手搭在我背上，让我抱他。

2021 年 9 月 1 日

09:58 发病一次，耳朵发红，大量出汗，总时长 18 min（左侧脸颊被打青）。右耳耳垂部位出血。

今天，秋辰在跟奶奶一起吃石榴的时候，把自己的吃完后从奶奶手里抢了一把，还笑嘻嘻的，感觉很得意。吃桂圆的时候，我给他剥开一个小口，然后教他自己剥，他就可以自己剥着吃了。吃小黄豆的时候，我跟他说："给妈妈吃点，妈妈可想吃了"，他给了我两颗。

2021 年 9 月 2 日

15:58 发病一次，有拼命敲打头、捶胸、抠眼的动作。耳朵发红，头发、衣服汗湿，力气有点大，头部被打肿。

今天掌心、足心都有出汗现象。秋辰在自己玩的时候，脖子有一伸一缩的动作。今天爸爸问他："秋辰，要不要吃面？"秋辰自己玩了一会，来了句："我要"。午饭后，我叫秋辰去床上睡一会，结果他不满意我的安排，表示要去看 DVD。

2021 年 9 月 4 日

秋辰早上九点多起床后头部出汗明显，中午吃饭的时候也出了很多汗。中午吃饱饭后他很开心，还做了几个拍手的动作。下午，他敲打了几下头，有不安的情绪，没有哭闹，体温正常。

放 DVD 的时候，我发现秋辰可以按动电视机开关了。

2021 年 9 月 5 日

秋辰这两天睡眠很好，睡眠时间在 10 h 以上。今天早上睡着后头部有汗湿现象。

19:07 发病一次，耳朵发红，脸颊发热，上身出汗。右眼眼泪多，左眼眼泪少，两耳背部一直到额头肿大，疼痛难忍，还喊了一声妈妈。

今天我摸了秋辰的手，感觉软软的，手感比以前好多了。今天我干活回来，秋辰一直黏着我，笑嘻嘻的。后来，奶奶和我们一起坐下，秋辰看了一眼奶奶，又看了一眼我，然后眨了一下眼睛（我感觉心里暖暖的）。

2021年9月6日

秋辰在昨晚入睡后，头上有细密的汗珠。今天早上醒来后发病一次，持续时间不长。今天我发现秋辰可以手拿着木条玩具，把手交叉放在背后。今天家里采烟叶，有个阿姨来家里帮忙，秋辰也见过她几次。秋辰为了表示友好，还摸了一下阿姨，这在以前是没有的。还记得阿姨说，以前她逗了一下秋辰，结果他大哭一场，现在怎么逗他他都不会哭了。

2021年9月7日

19:56 不舒服，心跳加快，哼了好一会。

20:00 发病，敲打下颌，持续5~6 min。第二次发病疼痛加重，拼命打头，耳朵发红，掌心出汗，有些眼泪。总时长17 min。

今天秋辰跟姐姐玩的时候走几步蹦一下，玩了好一会。今天我教秋辰吹风车，他学得快，拿着风车自己吹着玩了一会。这几天晚上秋辰跟奶奶睡，奶奶说秋辰夜间睡醒会摸一下奶奶，看奶奶是不是睡在身边。奶奶说以前他不会这样做。以前秋辰喜欢趴着睡，现在睡姿很正常。

2021年9月9日

今天秋辰没有发病，体温正常，睡了大约11 h。今天秋辰把手放到嘴边吹着玩了一会，还嘟着嘴。

今天给他放他喜欢的碟片的时候，他不止脸上露出开心的笑容，还欢喜地蹦了一下，坐下来，全身都开心地抖了一下。吃晚饭的时候，秋辰会自己拿着鸭肉吃了。

2021年9月10日

今天秋辰没有发病，玩得特别开心，不止露出了笑容，有好几次还笑出了声音。

这两天秋辰想跟谁睡就跟谁睡，昨天晚上他跟我睡，和爸爸和奶奶道别的时候还特意用手摸了一下他们，又进步了一点。今天玩风车的时候不仅会吹，还会用手转着玩了。今天还有新动作，就是用手提着一只脚或把一只脚搭在墙上，玩了好一会。

2021 年 9 月 12 日

今天秋辰没有发病，下午一点多的时候出现不安的情绪，一会儿哭一会儿笑，持续了几分钟，体温正常。

今天秋辰学会了观察自己的影子，走路的时候总是用脚去踩影子。去上厕所前，他还自己去奶奶的房间拿了纸，然后跑着去上厕所了。

最近秋辰跟姐姐的感情变深了，姐弟经常会挤在一张沙发上坐着。下午我给他们分饼干吃，姐姐吃完总是去抢秋辰的，秋辰也不生气。

2021 年 9 月 15 日

14:00　出现耳朵发红的现象，持续 1 h 左右，体温正常。

奶奶烧了开水，水沸腾时冒上来很多水蒸气，秋辰会手指着那些水蒸气。隔壁的爷爷给了秋辰几根棒棒糖，秋辰很开心。我叫他跟爷爷告别，爷爷伸出手，他还跑去击了几个掌。回来的时候，他跟奶奶去买了面条、零食，他很开心。

2021 年 9 月 16 日

今天秋辰没有发病，他很开心，早上起来，我煮了一些面条，秋辰一把抢过我的碗筷吃起来。今天奶奶说秋辰每次上厕所都会拿纸去。奶奶让秋辰把爸爸的弹弓收起来，他居然知道弹弓藏在爸爸的枕头下面。

2021 年 9 月 17 日

今天秋辰没有发病，只是偶尔敲打了几下头，右耳有些发红，掌心、足心有出汗现象，体温正常。

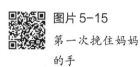

图片 5-15
第一次挽住妈妈
的手

今天秋辰会主动挽着妈妈的手了。玩得很开心的时候，他会先用一只脚踩地，接着另一只脚踩下来（第一次有这样的动作）。他睡眠质量很好，睡了 11 h。他晚上心情很好，一直笑嘻嘻的。今天他还一只手插着腰玩了一会。

2021 年 9 月 19 日

今天我带秋辰去逛街，他很开心，全程都比较听话，没有乱摸、乱拿东西，我给他买了一个小气球，他很开心，到家后拿着气球玩了好一会，后来我给他示范拍气球，他很快就学会了，开心地玩了好一会。他看到奶奶戴的帽子可能觉得好看，把奶奶的帽子摘下来戴了很久。吃绿豆糕的时候，他可能太想吃了，喊了一个比较清楚的"妈"字。今天他还自己撕开了一个绿豆糕的包装。

2021 年 9 月 20 日

今天在院子里草坪上玩的时候，他会用木棍拍打气球，会试着用脚去踢气球。秋辰爸爸想摸气球，秋辰不让他摸，把气球放远了一些。今天我洗衣服的时候，秋辰把自己的一件衣服从洗衣机里捞出来，学着我的样子把衣服挂了起来。

今天他可能非常想看 DVD，我问他要不要看 DVD 的时候，他居然清楚地说了一个"要"字。

2021 年 9 月 21 日（中秋节）

秋辰早上起床，整个头出了大量的汗，头发也湿了。19:26，他出现不舒服，敲打下颌，右眼流出眼泪，疼痛地哼了几声，掌心有出汗现象，持续 15 min，发作后精神欠佳。

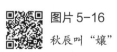

图片 5-16
秋辰叫"嬢"

今天万里行团队及"城市公益小大使"熙云、熙月一家来家里慰问、拜访，秋辰显得特别开心，再一次见到熙云、熙月，秋辰显得有点害羞，跟她们握了手。闲谈间，我们好多次让秋辰叫其中一位

阿姨 "嬢嬢"，他可能记住了，在我们骑三轮车拍照的时候，秋辰叫了 "嬢"。

今天我在秋辰玩的时候发现，他可以一只手和一只脚撑地，撑起身体。

2021 年 9 月 30 日

今天秋辰没有发病，可能是有点不舒服，敲打了几下头，睡眠质量好，体温正常，有一小段时间掌心、足心有出汗现象。今天奶奶清洗喷雾器，边放水边喷雾，秋辰看到水可欢喜了，一会手扶喷管，一会手拿水管，不停看喷出的水，喷管倒了他会拿起来套在架子上，我把水龙头关上，他又立马会去打开。

晚饭后，我在收拾碗筷，爸爸和奶奶在陪客人聊天。秋辰先是跟着我转了一会，后来他居然自己把 DVD 打开了（按电源开关、电视机开关、DVD 机开关、再放碟片）。

2021 年 10 月 5 日

秋辰睡眠质量很好，睡了 10 h 以上，体温正常。我在秋辰的玩具车的车轮上系了一根带子，一开始他很开心地玩，后来玩着玩着，他感觉玩具车的带子没有按他的意愿舞动，就出现了情绪失控。

2021 年 10 月 8 日

这两天秋辰的体温正常，睡眠质量好。这两天秋辰走路时候会小步地走，并且会甩着手走。秋辰在家想看 DVD 时，会自己跑去放，并且会放自己喜欢的碟片。我用打火机点蚊香，秋辰看到后硬是把打火机拿去，学着我的样子，拿着打火机拼命往下按。

2021 年 10 月 10 日

今天秋辰睡眠质量好，体温正常。中午我从外面干活回来，秋辰就很亲昵地搂着我的脖子，奶奶说："这么想妈妈呀！"秋辰就眨了一下眼睛，并且把眼睛闭上慢慢地摇晃。奶奶说："把眼睛闭上

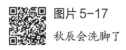

图片 5-17
秋辰会洗脚了

呢！"秋辰用手指了一下眼睛。我叫他拉一下耳朵，他也立马拉了一下自己的耳朵。晚上睡觉前我告诉秋辰要先洗脚，秋辰自己拿了盆接水，我叫他自己洗脚，我去忙其他事，等我发现时，秋辰已经洗好了脚，并且把洗脚水倒掉了，又把盆放回了架子上。

2021 年 10 月 13 日

我带秋辰去逛街，他在超市里看到冰棍非常想吃，说："要"。后来我们在停车场看到一位小女孩在跟别人分享冰棍，秋辰把手伸出去，表示自己也要。我告诉他："那是别人的，我们不要。"他很听话。秋辰看到口香糖，说："要"，因为他非常喜欢吃，我就给他买了一个。结账的时候我叫秋辰付钱，他会很着急地从我手里拿钱。

2021 年 10 月 21 日

秋辰今天睡眠质量好，体温正常。秋辰已经连续 10 天没有发病了。

15:49，秋辰出现不舒服（有想哭的表情），轻轻敲打了几下下颌。今天秋辰坐了三轮车，还玩了三轮车的开关按钮。回家的路上下了细雨，秋辰闭着眼睛、摇着头，感受淋雨的感觉。今天给他放DVD，他跟着音乐很有精神地跳了一会，他还会学了根据指标播放"下一曲"。摘辣椒的时候，他把一个辣椒放嘴里咬了一口。今天秋辰玩带子，有个地方打了个结，他慢慢把它解开了。

2021 年 10 月 22 日

昨晚睡了 9 h，体温正常。

今天新增动作：右手举起，与头同高，然后放下来，连续做了几次，还有手托腮的动作，还会蹲下来，两只手往后撑在地面上，并且臀部不落地，这个动作也做了两次。走石梯的时候，他可能听到自己的脚步声，就反复地用右脚踩地，发出很大的声音。

2021 年 10 月 24 日

秋辰在乘坐三轮车时感受到风，会把眼睛闭起来慢慢感受。我做搞怪表情逗他，他看到了会很开心地笑，给予我回应。

新增动作：蹲下来学鸭子走路，走了几步。

2021 年 10 月 26 日

早上起来，秋辰把手插在衣兜里玩了一会。

新增动作：跪着双腿外展，臀部着地，一会双腿内收，坐在脚后跟上玩。

家里来了很多老师，带了牛奶、甜食。老师们给秋辰买了衣服，他很开心。拍照时秋辰十分配合，我们叫他看书，给他指书上的内容他也会。

2021 年 10 月 27 日

这几天秋辰精力很好，体温正常。下午两点左右掌心、足心出了一些汗。

今天，秋辰把带子挂在脖子上，两只手一只拿一头，拉过去、拉过来地玩。他还会拿两根带子左右晃着玩。进门的时候，他会把脚尖搭在门槛上仔细地去观察，然后把脚放下来，随后又搭上去。

吃晚饭的时候，奶奶给秋辰倒茶喝，他喝了几杯之后可能不想喝了，奶奶告诉他不喝就先放着吧，这时秋辰把茶杯双手捧起来递给奶奶喝。

2021 年 10 月 28 日

今天秋辰体温正常。吃饭的时候，爸爸说："秋辰，碗要自己拿，以前都是自己拿的。"他知道爸爸是在批评他。秋辰知道奶奶挂房间钥匙的地方，从墙上拿到钥匙后学奶奶的样子在锁孔里拼命插，一开始他找不到锁孔，我教他后他就能把钥匙插到锁孔里了。

今天的意外惊喜是，吃晚饭的时候秋辰发出了非常清晰的声音（但听上去不是在说字或词），单纯是一个很清晰、响亮的音。秋辰跟奶奶在路上走，奶奶告诉他她走不动了，要秋辰拉一下，秋辰会听话地拉奶奶的手。

2021 年 10 月 30 日

13:15 出现头疼,双目流泪,耳朵发红,背部有些许出汗,持续 5～6 min。

新增动作:身体左右转动,并且一只手会握住另一只手。进出门槛,有时会把脚收回来,再过一次,甚至反复几次。

晚上奶奶在跳广场舞,秋辰会看着奶奶的手势和脚步,他可能觉得好笑就哈哈大笑(他以前不会注意看,只是自己玩,现在他会注意看了)。

2021 年 11 月 1 日

上午秋辰出现头痛的症状,哭闹了很久,有眼泪(没有敲打头,只是敲打下颌),眼睛哭肿。下午出去吹了点风,秋辰可能感觉很舒服,把眼睛闭上一直摇头。我从外面回来问:"秋辰想不想妈妈?"他就把眼睛闭上,我说:"你是闭着眼睛想妈妈吗?"他会把眼睛闭上很久。

2021 年 11 月 3 日

今天,秋辰看到摊位上的遮阳伞很好奇,不停地用手去指五颜六色的伞。今天我给秋辰称了一下体重,19 kg。他新增的一个动作是翻白眼。今天秋辰还高兴地收到了老师寄来的学习用品和玩具。

2021 年 11 月 4 日

13:00 耳朵发红,之后出现心绪不宁,哭了一会。

16:50 出现低热,持续 20 min。

今天有一位奶奶塞给秋辰一块钱,给他放在裤兜里。后来他拿出来玩,玩了一会,回家后我发现他居然把钱好好地收在裤兜里。奶奶给了秋辰一颗糖,他居然知道这是爱给他糖吃的那位爷爷给的,他赶紧跑到家门口坐着,看那位爷爷是否从门前经过。

晚饭，我煮了秋辰爱吃的面条，他吃了大半碗。然后奶奶逗他说："吃饱了没有，摸一下"，然后摸了摸秋辰的肚子。秋辰吃饱后，看到奶奶还在吃，他也学奶奶的样子，撩起奶奶的衣服，摸了摸奶奶的肚子。

2021 年 11 月 7 日

新增动作：五指张开，一会正面，一会背面，翻来覆去看几遍。

我故意给秋辰反戴帽子，他会立即把它戴正。

2021 年 11 月 15 日

秋辰这两天睡眠质量好，体温正常，之前的湿疹看上去好转很多。14:33 发病一次，敲打头部、脸部、下牙及脖子，右眼有眼泪流出，耳朵发红，头部发热。

新增动作：右手拇指和中指捏合，做了一个"兰花指"的手势。

秋辰非常怕痒，每次给他洗澡他都止不住地哈哈大笑。昨天我给他洗澡时他还说出一个"痒"字。

2021 年 11 月 19 日

卫生院通知 3～11 岁小朋友接种疫苗，我带秋辰去接种。去之前我就告诉他："今天妹妹去打针，她很勇敢没有哭，等会你去打针也不要哭哦。"整个过程他都非常配合，没有哭闹。放 DVD 的时候，碟片没有放好，卡在机子里了，他着急大哭了一场。

2021 年 11 月 21 日

13:00 左右，头痛发作一次，持续时间 5～6 min。爸爸的卷尺挂在梨树上，秋辰会取下来玩，玩一会又挂上去，反复地玩。家里来了一位不常来的邻居奶奶，秋辰拿着小木条轻轻触碰奶奶，发现奶奶耳朵上的金耳环，他还非常好奇地用手去摸。

2021 年 11 月 23 日

秋辰会主动跟猫玩了，会摸一下猫耳朵，又拿绳子往猫身上甩几下，摸它的毛。以前他不会这样玩，以前他总是甩绳子玩，小猫跟他玩绳子，他就扭到一边，注意力只在自己玩绳子上。

秋辰在家里听到外面有爸爸的车声，会立即跑到大门口等。秋辰这两天体温正常，玩绳子、木棍的时候还是会习惯性地用手抖着玩。

2021 年 11 月 26 日

村里有一家人办喜事，秋辰很开心。奶奶带秋辰去做客，整体上来说他还是比较乖、比较听话的。以前奶奶带秋辰外出做客，一会他就会哭闹，要不就会抢别人的东西或在饭桌上捣乱。

2021 年 11 月 27 日

秋辰在草坪上平躺着玩，我喊他起来，他一只手用点力可以立即站起来了。口渴了，他会用手指着奶奶的茶杯，表示自己想喝水。秋辰喜欢吃绿豆糕，我说："等会给你绿豆糕吃"，他以为我衣服兜里有，跑来把手伸进去摸。这两天，我往他的衣服兜里装了些糖，他会自己从兜里拿糖出来剥着吃。

2021 年 11 月 28 日

秋辰今天早上起来后出现了不安的情绪，想哭又想笑的样子，持续 5~6 min。

新增动作：咬住下唇。

晚上我用学习机给秋辰拍了几张照片，后来他在屏幕上看到自己的影像，不时伸舌头、点头，做出各种搞怪的动作。我出去忙了一会，进来看到秋辰居然在给自己拍照，拿着笔不停地点，给自己拍了几十张照片。

2021 年 11 月 29 日

我带秋辰去买东西时，他看中了一瓶饮料，用手指着表示"要"。回来后，奶奶逗了秋辰一下，摸了一下他的腰，他可能觉得痒，还说了声"哎呀"。最近他可以吹响哨子了，但只会一鼓作气地吹，还不会换气。

2021 年 12 月 5 日

秋辰最近玩的东西有点多，一会亲一下猫，用手摸一下它的毛或是拿小木棍戳一下，玩得高兴还说了声"咪"；一会玩小铁棍，或是扛着小铲子玩。中午姑姑来家里，奶奶让他"钓鱼"给姑姑，并告诉他不能用手帮忙，他还真的把钓鱼玩具排好，一个一个地钓给姑姑。下午，秋辰跟我去砍柴，砍好了，我叫他帮忙装柴，每根都要递到他手上，后来遇到邻居我就与她聊了会儿天，秋辰便等不及了，自己就直接上手装了。

2021 年 12 月 6 日

秋辰这两天早上醒来身体都有些轻微发热，发现他拇指可以随意地伸直或弯曲，还可以上下唇相碰发出声响。

奶奶在火盆里放了炭火，秋辰会把手伸到火盆边烤火。晚饭后我们去加油，我问秋辰爸爸："要带多少钱去？"秋辰听到后，赶忙从茶几上拿了一把零钱。秋辰几天没有喝姜糖茶，他还用手指了指专门给他泡茶用的杯子。

2021 年 12 月 10 日

这两天秋辰的表叔来家里帮忙做事，爸爸跟表叔在聊天，秋辰在旁听了也会跟着大人哈哈大笑。表叔在抽烟，他还把手伸过去。

早上起来，我发现秋辰可以把房间门稍微别上一点了，使门锁上。以前他也经常做，但力气不够，锁不上。

2021 年 12 月 18 日

秋辰这两天睡眠质量好，体温正常。早饭、晚饭吃得少，中午吃得多。上午喝了一袋牛奶后，秋辰自己去拿了耙子，很有力气地挖了会。下午我跟秋辰说："冷了，去拿帽子"。不知怎么弄的，他居然自己戴上去了。

2021 年 12 月 22 日

新增动作：一只手撑在腰上，左腿站直，右腿向身体右侧外展，再收回来踢在左脚上，反复做了几次。嘴里会不时发出"嘘"的声音。我给秋辰看触控发声书，他听到交通工具的声音非常欢喜，脸上都是幸福的笑容。晚上，他拿了耙子在玩，爸爸叫他收起来，他乖乖地收好后发现奶奶用的斧子也没有收，他就想着一起收拾。

2021 年 12 月 29 日

下午，我带秋辰去卫生院接种疫苗，人有点多，秋辰跟着我排队登记，差不多排了 50 min，他排得脚都有点酸了，后来他就双手撑在膝盖上（秋辰第一次遵守公共秩序地排队）。

2021 年 12 月 31 日

姐姐给了秋辰几颗巧克力，他很喜欢吃，现在他可以很轻松地打开糖纸了。秋辰在早上醒来的时候有十几秒情绪不安，这两天玩的时候，嘴里还是会发出"嘘"之类的声音。

2022 年 1 月 2 日

秋辰坐爸爸的车跟妈妈一起到姥姥家。到了姥姥家后，姥姥叫秋辰喊她一声，他嘴巴张了一下。后来他看到院子里有水，又看到一旁的扫把，主动拿了扫把扫水。

2022 年 1 月 3 日

新增动作：嘟着嘴、瞪着眼睛做面部搞怪的动作。

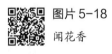
图片 5-18
闻花香

早上起来，我给秋辰摘了枝梅花，叫他闻一下花香，他把花拿到鼻子下面闻。他可能是闻到了香味，会时不时把花拿来闻（以前他会应付式地闻一下，估计是因为闻不到香味，然后会把花瓣撕碎），我感觉他的嗅觉恢复了。

2022 年 1 月 4 日

在地里玩的时候，有一群鸟在我头顶上飞来飞去，并且"叽叽喳喳"地叫。秋辰听到鸟叫声，目光跟随着鸟，直到鸟飞进树林，他还一直盯着鸟消失的地方看。晚上回到家后，小猫叫着爬到秋辰的腿上，他没有把小猫赶下去，还小心翼翼地摸了一下。

2022 年 1 月 14 日

晚上我们一家人在厨房里烤火，秋辰跑出去，在厨房外敲窗户，吸引我们的注意。

2022 年 1 月 15 日

中午给秋辰煮了一碗面条吃，他可能不想吃，把面条倒到了地上。后来，我叫他把面条捡到碗里，他用筷子一点点挑起来放到了碗里。晚上睡觉的时候他还有个暖心的举动——主动地握着我的手。

2022 年 1 月 16 日

10:04 发病一次，压抑地哭泣，用手往脸颊、脖子处按压。右眼出现一个血红的点，足心、掌心微出汗，持续 4~5 min。我们一起去地里干活，中途休息时爸爸喝啤酒，秋辰喝牛奶。爸爸喝了一口放在地上，秋辰也学爸爸的样子，端起牛奶喝了一口又放在了地上，如此反复。

2022 年 1 月 17 日

10:02 出现一次不舒服，双眼流下眼泪，持续 2 min。姥姥用一块小木板抵住门，使门关得严一些来防寒，秋辰进出都会学她的样子把小木板抵在门上。

2022 年 1 月 21 日

大便 2 次，量多。我在楼上打扫卫生，秋辰在楼下，他看到我后爬到楼上，站在我之前站的位置往下看。我给他打开零食包装后他会忙拿着零食袋放在鼻子下面闻。天气有点冷，奶奶烧了炭火取暖，奶奶说："没有炭了，要加点炭了"，秋辰拿了小铁铲，在装炭的袋子里铲了些炭，放进了火盆里。

2022 年 1 月 29 日

秋辰从接受 Meta 经络重构治疗以来已经有六个多月了，今天做一个阶段性的总结。

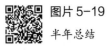
图片 5-19
半年总结

秋辰在治疗前睡眠不佳，经常睡不好，家人也得跟着他熬夜，现在他睡得很好。治疗前，秋辰身上经常起很多痱子，经常被他挠出血。治疗后，没有涂抹任何药，一段时间后他的痱子就慢慢好了。治疗前，秋辰的情绪不稳定，玩着玩着就会发脾气，我之前跟他说得最多的一句话是："玩不了，就别玩了"。治疗后，我好像没有说过那句话了，他的情绪基本稳定。最重要的是秋辰的癫痫从疼痛程度、发病频率及发病时长方面都有明显改善，从治疗前一天发病 2～3 次，每次 10～20 min，到现在隔月发病一次，每次 1～2 min。

2022 年 1 月 31 日（除夕）

今天是除夕。吃完年夜饭后，秋辰听见村活动中心放了民俗打跳音乐，想让奶奶带他去，路上，秋辰寸步不离地跟着奶奶。到了活动中心，秋辰一开始像奶奶之前教他的那样一步一步地挪，后来双脚一起跳。回来后，我们教秋辰玩烟花棒，一开始他有点怕，玩了一两根后，他看着烟花乐呵呵的，玩得很起劲。

2022 年 2 月 1 日（春节）

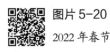
图片 5-20
2022 年春节

农历正月初一，按我们当地的习俗是吃过早饭后，全家去祭祖。到达墓地后，我叫秋辰磕头祭祖，他把头磕下去了，还闭上了眼睛，以前祭祖时需要我们强制把他的头按下去。我给秋辰和姐姐拍照，秋辰被姐姐抱着，感受到了来自姐姐的爱。

2022 年 2 月 2 日

16:24 发病一次，先是右眼流下一串眼泪，伴有发红现象，后来左眼也流了些眼泪，持续时间 2 min。去亲戚家拜年，秋辰收到红包很开心，还拿着亲了一下。下午在家里看电视，我发现秋辰会盯着电视看节目了，虽然不知道他有没有看懂。治疗前，即使电视节目放着，他的注意力也根本不在电视上。

2022 年 2 月 3 日

秋辰跟我在田里玩，田边有人在砍树，我问秋辰："砍树声是从哪里传来的？哪里在砍？"他看到了，并给我指了方向。晚上去姑姑家吃饭，姑夫给秋辰夹了一个鸡爪吃，后来姑夫说："还想吃？想吃就点个头"，秋辰听话地点了点头。席间，姑夫喝酒，秋辰喝饮料，还跟姑夫"干杯"互动。秋辰看到姑夫的香烟和打火机放在桌子上，他拿了一根香烟出来含在嘴里，把打火机拿来做点火状。

2022 年 2 月 4 日

昨晚睡觉前，奶奶往秋辰的包里装了几颗糖，告诉他第二天才能吃。秋辰今天早上醒来后在第一时间就去翻糖吃。

2022 年 2 月 5 日

秋辰在情绪上又有点波动，玩着玩着有点不开心。走在路上，不管是前面来车还是后面来车，秋辰听到或看到都会在第一时间躲让得远远的，反应力比以前强多了。

2022 年 2 月 8 日

17:57 发病一次，敲打头十余下，右眼有眼泪，左眼有少许眼泪。3 ~ 4 min 后，他的右手抖动了一会，全身有发热现象，持续8 min。早上起来玩木棍的时候，他用右手拇指和示指捏着或搓着玩，或把木棍放在大腿上用手搓着玩。爸爸带秋辰去亲戚家拜年，亲戚给了他一个红包，他先是亲了一下红包，然后把红包折好，放进了衣服口袋里，爸爸怕他弄丢跟他要，他还不给，就把红包藏在口袋里。

饭后，爸爸跟他说："爸爸喝醉了，你要带爸爸回家。"秋辰很听话，用手牵着爸爸，走几步还回头看一下爸爸，一直到家里。

2022 年 2 月 13 日

上午，秋辰跟奶奶去山上，帮奶奶背了柴回来。下午，秋辰遇到了一位很可爱的弟弟，弟弟把玩具拿出来跟秋辰一起分享，还有吃的、喝的，回家之前秋辰帮弟弟一起收拾了玩具。晚上，秋辰玩烟花棒，玩了十余根，后来我问："还要玩吗？要玩就点个头"，秋辰用力地点了点头，又玩了几根。

2022 年 2 月 17 日

我们带秋辰到姥姥家，中午，爸爸让秋辰拿香烟，他很快地从口袋里掏出来递给爸爸，后来爸爸要回去，问秋辰要跟妈妈在姥姥家还是跟爸爸一起回去，秋辰想了想，最后还是经不住坐车的诱惑跟爸爸一起回去了。

2022 年 3 月 1 日

秋辰起床后可能有点不舒服，精神状态不好，没有吃早饭。13:26 发病一次，他先是轻轻敲打下颌，之后双手搓眼旁部位，然后拼命敲打额头，很用力，额头都被打肿了，敲打了 20 min，耳朵从上往下发红，整个脸颊发热，20 min 过后，他一直闭着眼睛，持续15 min。下午我问他："秋辰，额头肿的地方还疼吗？"秋辰用手指了一下自己的额头，估计是还疼，不让我碰。

晚上新增动作：左手拇指竖起。

2022 年 3 月 4 日

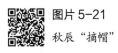
图片 5-21
秋辰"摘帽"

8:28 发病一次，用力敲打下颌、脸颊、额头部位，双眼流眼泪，吼叫，之后双手按搓眼旁部位，左手无意识地抖动了几下，身体轻微颤抖，持续 5 min。早饭吃得少，午饭、晚饭吃得很好。今天于教授给秋辰摘了孤独症的"帽子"，秋辰成为万里行救助的第十六位"摘帽"星宝。

家里在拆瓦，邻居家的弟弟来家里玩。秋辰跟弟弟坐在火炉边，弟弟玩着手机，秋辰不时会凑过去看一下，还靠在弟弟身上，用头亲昵地蹭他。

2022 年 3 月 10 日

12:30 发病一次，双眼流眼泪，持续 4 min。午饭后，姑夫叫秋辰去找一个小塑料袋，秋辰很听话地跑去厨房找来了。下午，秋辰看触控发声书，可能是因为书快没电了，声音断断续续的，秋辰可能觉得好笑，嘻嘻笑个不停。爸爸卖菜回来，把钱拿给姑姑，姑姑给了秋辰两元钱，秋辰接过钱连忙放进了自己兜里。

2022 年 3 月 11 日

早上从姑姑家回来后，我让秋辰给我一个拥抱，他真的拥抱了我，我让他再抱我一下，他就不肯了。秋辰跟奶奶去割草回来，到半路上奶奶跟秋辰说："奶奶走不动了，拉下奶奶"，他会牵着奶奶的手，很使劲地拉奶奶。

晚上，我给秋辰换衣服，秋辰无意中摸到昨天装的钱，立刻把钱拿给了我。

2022 年 3 月 15 日

早上醒来，秋辰头部有出汗现象。下午，秋辰在菜地边玩，邻居给了他一个梨。奶奶说："等下拿镰刀划给秋辰吃"。奶奶后来发现，秋辰已经从篮子里把镰刀拿出来了。

2022 年 3 月 17 日

早上醒来，秋辰头部有出汗现象，起床后跟奶奶喝了很多茶水，右耳耳垂部位出了几滴血。中午，奶奶对秋辰说："脸花了，是不是没有洗脸？"我说："洗了呀"，秋辰也冒出一句："嗯"。晚上，奶奶坐着，手托着腮，秋辰也跟着模仿。奶奶叫秋辰把打火机装进抽屉里，他就帮忙装了回去（他居然知道装打火机的地方）。

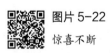
图片 5-22
惊喜不断

2022年3月18日

秋辰在去山上的路上，正步样抬腿，直直地向前踢。晚上，秋辰看到爸爸回来，嘴巴张了一下。秋辰在玩的时候发出了"啊"的一个清晰的音。

2022年3月21日

早上醒来，秋辰坐在奶奶旁边，好像在跟奶奶说悄悄话，小声发了两个音。晚上，奶奶对我说："刚才，秋辰在喊'妈妈'，就像我们平时说悄悄话一样，很小声。"奶奶叫秋辰再说一声，他又说不出来了。奶奶说："不说也要张开嘴巴"，秋辰张了张嘴。

下午，秋辰看触控发声书，比以往都专注，约看了 20 min，很投入。按得头部、身体出汗，耳朵发红。

2022年3月22日

秋辰跟我们去菜地，回家的时候，爸爸叫他拿衣服，他拿了自己的以后，还帮忙拿了我的衣服。

2022年3月23日

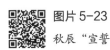
图片 5-23
秋辰"宣誓"

15:14 出现不舒服，他先哼了一会，又轻轻敲打了额头、下颌。2 min 后，他拼命敲打了几下额头，右耳从上往下发红，脸颊有点发热，持续了 5 min。下午，我带秋辰参观红军长征纪念馆，在纪念碑下，秋辰做宣誓状拍了照。我发现秋辰可以双手握拳了。

2022年3月28日

秋辰早上起来后像说悄悄话样喊了一声"啊奶"。晚上，秋辰双眼眼睑不由自主地跳了一会。晚上睡觉前我问秋辰："秋辰要跟妈妈睡还是跟奶奶睡？"叫他用手指一下，他不停地指奶奶的房间。

2022年3月30日

11:10 发病一次，持续 3 min，没有敲打动作，奶奶说这次他哭出声音了。秋辰在回家的路上遇到邻居，邻居买给秋辰一瓶饮料，他很开心。要走的时候，爸爸叫他做"再见"手势，他把手抬了起来，五指张开。今天，秋辰跟我的互动是做"很棒"的手势。

2022 年 3 月 31 日

今天，秋辰会配合妈妈把柴拿到火塘边。他可以非常配合地帮我把菜叶择掉。晚上，奶奶烧火，叫秋辰帮忙捡小木棍，他也非常配合。这两天，秋辰有的时候会很开心地笑。

2022 年 4 月 3 日

今天早上，秋辰出现低热。今天早上起来我去看他，跟他说："老母亲来看你了，想不想老母亲？"他居然对我摇头。中午爸爸回来，跟奶奶一起整理零钱。秋辰先是一把一把地拿，后来奶奶叫他一张一张地递，他跟奶奶配合得很好。

2022 年 4 月 6 日

新增动作：坐在凳子上，双脚抬起。跷二郎腿时左脚搭在右腿上。

今天，家里来了一位老奶奶，一进来就跟秋辰隔一条凳子坐着，秋辰看到她就一直瞪着她。秋辰学会了把木棍玩具插在柱子上。

2022 年 4 月 7 日

新增动作：坐着，左脚踩在右脚上；双脚脚尖着地，转圈，还能把双手抬起到齐肩部位。我让秋辰做"再见"动作，他非常配合，让他给我一个拥抱，他也会来抱我。

洗完澡，我叫秋辰收凳子，他把凳子收好后，还把桌子上的垫子放在了凳子上。烤火的时候，他看到掉在地上的炭，会把炭连着灰一把抓起丢进火盆里。

2022 年 4 月 8 日

早上 09:05 发病一次，双耳发红，头部有发热现象，大声哭了一会，持续 4～5 min。之后他可能还是有点不舒服，想发火。我就让他去爬楼梯，秋辰快速爬了三四层，后来情绪缓解，我又教他双手扶着慢慢爬上爬下玩，有一次，他还爬到了第五层并摘了一根小树枝。秋辰跟奶奶在一起时模仿力很强，奶奶叉腰，秋辰也跟着叉腰，奶奶抱膝坐，他也抱膝坐。

2022 年 13 日

下午五点多，秋辰嘴里吐出很多小泡沫，他可能有点不舒服，不停地"吧唧"嘴。在地里的时候，我坐在秋辰旁边，秋辰又像说悄悄话一样喊了声"妈妈"。晚上回家后，秋辰看到以前玩的玩具车，仔细地看了看，后来用绳子拖着走。今天一位邻居来家里时说秋辰长胖了。

2022 年 4 月 14 日（秋辰生日）

18:45 出现不舒服，用力敲打了几下下颌和头部，持续 2 min。今天是秋辰的 9 岁生日，我买了一个蛋糕给他庆祝。吃蛋糕之前，我叫他闭着眼睛许愿，他许愿之后又吹了蜡烛，只是在吃蛋糕的时候他没有像往年那么馋，只是吃了几口。戴生日帽的时候，秋辰有点害怕的样子。

2022 年 4 月 17 日

爸爸把烟炉拆了，秋辰觉得烟炉挺新鲜，玩了很久。下午，他可能想到了大人干活扛锄头的模样，把锄头扛在了自己肩上。

2022 年 4 月 18 日

中午奶奶煮了一锅蚕豆，秋辰在午饭前就吃了很多，等奶奶在炒蚕豆的时候，秋辰看着锅，可能是想吃了，还冒出了一句"嗼嗼"（"嗼"，方言，指吃饭）。爬楼梯的时候，秋辰跟我互动，我说："你真棒"（竖拇指），秋辰手握着拳头指向我，我做一下，他就用手指一下（表示回应）。晚上，秋辰听学习机里的故事，能乖乖地坐半小时，后来他看到扑克牌，就在床上玩了一会。

2022 年 4 月 24 日

秋辰今天精神状态不佳。14:26 出现了一会不舒服，后来姑姑对秋辰说："家里有草莓给你吃"，秋辰立刻站起来跟姑姑走了。家人在地里忙，秋辰在家一会爬楼梯玩，一会把镰刀拿出来玩。后来我叫他把镰刀收了，他居然知道要把镰刀插进背篓里。

2022 年 5 月 9 日

上午，秋辰跟着大人去地里玩，他喜欢在水沟边走来走去。以前，他不敢跨水沟，现在他一步就能跨过去，稍微宽点的地方也能尝试成功。现在，他面对拒绝的事物时会身子往后倾，嘴里发出"嗯"的声音。中午回来在家玩，他可能之前就观察到了奶奶放钥匙的地方，他打开窗子，把钥匙翻出来，插在锁孔上，弄了半天开不了锁，后来，他把帽子从窗子扔进去，还搬来小椅子，准备爬窗。

2022 年 5 月 12 日

我们把大棚里的烟苗拉回来，家里弄了一个池子装烟盘，秋辰很积极地拿着水管放水，看到大人用木棍摆弄，他也尝试用木棍去戳，他把水淋到了烟苗上，我不让他弄，他可能心里不服气，就把烟盘弄翻了，把脚踩进了池子里。秋辰知道奶奶虽然生气，但不会打他，忙用脸去贴奶奶。拔烟苗的时候，秋辰也很积极地帮着拔，我叫他分壮苗、弱苗，他不会。

2022 年 5 月 15 日

08:30 发病一次，敲打额头，持续 2 min，右眼有血丝。11:04 发病一次，持续 2～3 min，之后一整天双眼都有血丝。

家里栽烟苗，在田埂边接了水。秋辰一看到水可开心了，拿着水管往桶里装水，水装满后我叫他换一个桶，他立即就能做到。

2022 年 5 月 18 日

下午四点半左右，秋辰双耳发红，持续 1 h 左右。秋辰在地里走，左脚和右脚可以走一条直线了。他还会把右脚往后，用手提起搭在田埂上玩。上午，秋辰跟奶奶在家里晒小麦，看到奶奶用耙子翻动，秋辰也学着做，一上午不停地翻动，还把小麦堆成一小堆。从地里回家之前，秋辰听到鸟叫声，他还用手指了鸟叫的方向。晚上，秋辰跟我一起玩的时候，说出了清晰的"呢"的语气助词。他可以吹响三个喇叭。

2022 年 5 月 19 日

17:58 发病一次，紧紧地依偎在奶奶怀里，总时长 8 min。早上邻居来家里，秋辰学邻居的样子把手握成拳头放在腿上，还关注着邻居的表情。他看到奶奶用铁铲铲小麦，就跑到厨房找来铲灰用的小铲子，跟着奶奶一起铲小麦。

2022 年 5 月 20 日

14:35 开始出现不舒服，先是轻轻敲打下颌和额头 1~2 min，之后用力敲打额头，手止不住有些抖动，掌心和背部有出汗现象，之后双耳发红，右眼流泪，拼命敲打、喊叫。后来，他疼得受不了，就跑去开门，又把门关好，爬到楼上去，总时长 20 min。在地里玩时，秋辰不知想到什么开心的事，一直笑呵呵的，还发出"哎呀"的感叹。中午，秋辰跟我一起拔烟苗，全程都很积极地参与，还学我的样子把池子里的烟盘拿出来，放在空心砖上拔，拔完一盘又拿一盘。

2022 年 5 月 24 日

我今天带秋辰去医院做检查，他一路都很听话，看到我拿钱，他也要拿，拿了好一会，还知道要把钱还给我。回来的路上，他可能觉得坐车太舒服了，我叫他下车他还不肯下，还示意我把车门关上，说了一声"要"。到家后奶奶问秋辰："去丽江，是不是被扎针了？"秋辰很委屈地钻到奶奶怀里寻求安慰。

2022 年 5 月 26 日

今天，秋辰打开车门轻松地进入了三轮车车厢。下车时，他没法从后面下，还知道从前面爬下来。我在地里补烟苗，让秋辰拿烟苗，我给他指明方向，秋辰能理解并给我拿来。

2022 年 6 月 2 日

14:24 开始发病，右耳发红，双手有点发热。发病后左眼有血丝，双眼眼角上青筋跳动，时长 5～6 min。体温右侧腋下 38.5℃、左侧腋下 36.9℃，之后掌心、足心都有出汗现象。爸爸在修水泵，要用一截水管，奶奶从水池边拖了一截回来，秋辰也帮忙拖回来一截。奶奶要开粉碎机，提前跟秋辰说了一声，但机器响的时候，秋辰可能还是被吓到了，马上扔了水管。秋辰帮奶奶把小桶提回来的时候，知道奶奶有收桶的习惯，把小桶跟大桶叠放在一起。喝茶时候，秋辰会用手指茶杯，让奶奶将茶倒在茶杯里。

2022 年 6 月 14 日

今天是个令人开心的日子，万里行团队来看望秋辰，秋辰很开心。

2022 年 6 月 25 日

爸爸吃烧烤，分给秋辰吃了一些，爸爸问他还吃吗？他可能还想吃，说了两声"嗯"。爸爸给烟苗施肥，秋辰还调皮得把放在桶里的水管取出来放在地上。秋辰跟奶奶一起去地里，走到半路，他可能嫌奶奶走得慢，把奶奶的手搭在自己的肩上拉着奶奶走。走了一会，他累了，还发出"嘘"的一声。

晚上，秋辰放 DVD 放不出来，知道我在隔壁房间，就很着急地跑来敲门。

2022 年 7 月 8 日

发病 2 次（症状轻，轻轻敲打头部，每次持续 2～3 min）。今天，万里行团队再次来到家里看望秋辰。

2022 年 7 月 12 日

14:18 发病一次，轻轻敲打头枕部和头顶部，右眼有些许眼泪，右耳发红，左眼有血丝，持续 6 min。这两天不知道是不是吃中药的缘故，秋辰的食量有所增加，吃得多的时候，一天大便两次。这几天，秋辰心情不好就会把手握成拳在头上按压，吃荔枝或绿豆糕时会把皮或包装纸丢进垃圾桶里，而吃李子时就会把皮丢进猪食桶，知道李子皮可以喂猪。秋辰跟奶奶一起去田里，会不时地拿奶奶的帽子戴一会，又给奶奶戴上，一会又到奶奶衣服口袋里摸一下，看是否有吃的。晚上入睡后，秋辰头部出了很多汗，头发都是湿的。

2022 年 7 月 14 日

秋辰跟奶奶去田里玩，奶奶听到秋辰在叫，以为是发病了，忙跑去看，结果发现秋辰自己在叫着玩。晚上，爸爸用汽油喷雾器，机器一响，秋辰还是有点害怕。晚上掌心、足心仍出汗。我发现秋辰可以很轻松地系上凉鞋鞋带。

2022 年 7 月 15 日

凌晨一点多，秋辰头部出了很多汗，汗水直接淌到脸颊上。白天，他跟我去地里打药，遇到小表弟，两个人靠着睡着了，秋辰还主动抱着小表弟的头亲吻，之后和他手拉手去找冰棒吃。

下午回来看 DVD，秋辰又想去按，而姐姐已经占了位置，秋辰跑去抱姐姐，试图让她起来，之后又把手搭在姐姐肩上往前推。

2022 年 7 月 21 日

中午，爸爸叫秋辰给他拿茶杯回来，秋辰直接用木棍穿着茶杯拿回来的。下午拿出钓鱼玩具给秋辰玩，他先把玩具全部倒出来放在桌子上，钓上来一个就装进袋子里。

2022 年 7 月 22 日

11:00 发病一次，用力敲打额头，双耳发红，右眼流泪，发作后右眼有血丝，持续 5 min。19:06 发病一次，猛烈敲打额头及耳朵上方和头顶部位，发作后右耳上方皮肤发红，右眼有血丝，额头到耳朵上方肿胀，持续 5～6 min。在玩钓鱼玩具时，磁铁吸到桌子上的钉子上了，秋辰还不停地吸着玩了一会。我把自行车拿出来后，秋辰坐上去一只脚踩着踏板，另一只脚在地上慢慢地往前挪，一会又往后挪，就那样玩了一会。后来，我又把轮椅拖了出来，秋辰把轮椅弄翻在了院子里，然后又费了好大的劲把轮椅扶正，结果把手卡在了轮椅里，他很坚强地没有哭。

2022 年 7 月 29 日

下午，秋辰把书拿出来不停翻着玩，看到椅子上有苍蝇，还跑去撵了一下，就那么来回折腾了好几次。奶奶说，秋辰还无意地发出"妈妈"的音。晚上，秋辰想跟奶奶睡，奶奶走到哪秋辰就跟到哪。秋辰拿了钓鱼玩具玩了好长时间，奶奶把灯关了，他还拿出手电筒继续玩。秋辰还会陪伴姐姐了，会挨着姐姐坐。

2022 年 8 月 11 日

16:31 发病一次，用手拍打头部几下，右耳尖微发红，持续 1～2 min。这几天，秋辰出现了几次情绪不稳定。

最近，秋辰的理解能力有所提高，能准确表达自己想要的吃的或喝的。我发现他可以头枕双手趴在桌子上了。

2022 年 8 月 12 日

下午，秋辰掌心、足心及头部有些出汗。晚上十点多，有心绪不安的现象，右眼角上青筋不停跳动。他跟我去田里玩，他能自己在沟边玩。玩了一会，他会往我离开的方向找我。最近，秋辰有翻书的习惯，晚上，他把我的日记本拿出来想翻，我告诉他："你要是想看，以后识字了就可以拿出来看了，好不好？"他果真很听话地放回去了。

2022 年 8 月 17 日

14:21 发病一次，右耳发红，左眼角上青筋不停跳动，持续 2 min。按专家们的指导，我给秋辰煮了糙米，他早上吃了五六口，中午吃了几口，晚上吃得多些，我准备经常给他熬，希望可以改善脾胃功能。中午，奶奶端来一杯糖水，秋辰也想喝，奶奶让他拿几个马铃薯来，再给他喝，秋辰还真跑去拿了几个马铃薯。现在使唤他去拿东西，他也能很配合地拿了。

2022 年 8 月 18 日

奶奶问秋辰："阿婆家在哪里？"秋辰指对了方向。秋辰和我们一起去姥姥家，一路都特别开心。路上，我告诉他："姥姥家在四兴"，秋辰听了可高兴了。看到路边的小松林，我告诉秋辰："这是小松林"，秋辰还用手敲打车窗，指着外边的小树。回来的时候，姥姥给了他一箱有五六斤重的牛奶，秋辰硬是自己把它提到了车上，不要我帮忙，坐在车上他还会寻求我的怀抱，头枕在我的腿上睡觉。

2022 年 8 月 19 日

上午，秋辰看到爸爸的车来了，硬是要坐上去。爸爸说秋辰收钱很勤快，只要是有人递他就收着，还喜滋滋地拿回来一张五元钱纸币。中午吃饭的时候，我让秋辰用吸管吸茶喝，他都能听懂指令，并且配合着做，拿来吸管直接戳进碗里开始吸了。

2022 年 8 月 21 日

秋辰掌心、足心有出汗现象。10:17 发病一次，双耳发红，右眼流下眼泪，用力敲打头部，持续十几分钟。

2022 年 8 月 22 日

下午两点多，发病一次，有很难过的表情，没有敲打动作，持续

2 ~ 3 min。过后嘴里有小泡泡。晚上因为秋辰想喝牛奶我没给他喝，他头又不舒服了一会，用力敲打了几下头部。今天是个开心的日子，万里行团队和中央电视台记者来到家里看望秋辰。

2022 年 8 月 23 日

我们去逛街，记者给我们拍摄视频，秋辰似乎知道记者跟我们同路，途中还往记者站的方向跑去，整个逛街的过程还是非常惬意的。在鞋店前，秋辰看到店主的包装袋示意我想要，然后我告诉他这是别人的东西，我们不能要，他还是很听话地没有再闹着要。

2022 年 8 月 29 日

下午两点多，秋辰额头有青筋凸起的现象，但并没有难过的表情。

奶奶说秋辰这两天似乎又回到两岁时的状态，以前奶奶晒小麦、翻小麦时喜欢把鞋脱了。那个时候，秋辰看到奶奶没穿鞋，总是说："穿鞋鞋，把鞋鞋穿起"。这两天，秋辰看到奶奶不穿鞋，也是示意奶奶穿，嘴里说"嗯"，意思很明显。还有就是奶奶骂他，他也不生气，特别黏奶奶。奶奶说，这些现象都非常像秋辰小时候。

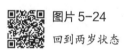
图片 5-24
回到两岁状态

2022 年 8 月 31 日

凌晨三点左右，秋辰头部出了很多汗。早上七点多，又出了很多汗。上午家里收烟叶，秋辰看到地上散落的烟叶会帮忙收拾，我们夸他一下他干劲又大了很多。爸爸的一个朋友来家里帮忙收烟叶，中途休息，朋友让秋辰把香烟拿给爸爸，秋辰看了看爸爸，在大人的催促下把香烟递给了爸爸。

2022 年 9 月 15 日

12:09 发病一次，用力敲打了几下头部，双耳发红，持续2 ~ 3 min。吃完零食后，我叫秋辰把塑料纸放进垃圾桶里，奶奶说："孙孙能干了"。秋辰得到奶奶的表扬，还看了我一眼，似乎是也想要得到我的肯定和表扬，我跟他说："你很能干"，他乐呵呵地走了。

2022 年 9 月 18 日

早上七点多，秋辰头部有少量出汗现象。他在吃葡萄时会主动分享了，会摘一颗给我，又摘一颗递给奶奶。

2022 年 9 月 19 日

秋辰跟奶奶从外面回来，看到爸爸背了喷雾器要去打药，连忙跑到三轮车上坐着。中秋节，秋辰收到了万里行小西瓜妈妈的祝福，小西瓜妈妈给秋辰添置了一些书本和玩具，秋辰看到这些玩具特别喜欢。

2022 年 9 月 21 日

08:10 发病一次，用力敲打了几下头部，双眼通红，左眼角上青筋跳动，持续 2 min。09:03 发病一次，轻轻敲打了几下头部，双眼有泪，很难过地摇晃头，左眼有血丝，左眼角上青筋跳动，持续 5 min。

秋辰做"很棒"手势的时候，会隔空先伸出示指，后来可能发现手指不对，又伸出拇指。秋辰玩了会玩具车没有收，我说："你玩了车，怎么不收呢？"没想到他立马就过来收拾了。他跟我去地里玩，在三轮车上看到镜子里的自己热烈地亲吻了一下。他跟我玩的时候总是抓扯我的头发，我狠狠拍打了一下他的手，估计是因为有点疼，他脸上一瞬间有僵硬的表情。

2022 年 9 月 22 日

今天，秋辰在三轮车上玩，手扶着车把，用力扳弄着车把玩，他居然会转动方向了。他还把反光镜转来转去。

2022 年 9 月 23 日

上午，秋辰右眼有血丝。09:56 出现了一会不舒服，难过地哼了一会。10:05 敲打了几下头部，持续 2 min。奶奶说最近给秋辰吃无花果、山楂片之类的，要是咬了一口递给他吃，他不吃；把没咬过的给他他就吃。我们家的故事在电视台播出后感动了很多人，有一位老奶奶来看望我们，秋辰可能感知到人家的善意，一直笑眯眯地看着她，还用手去触碰老奶奶，还摸人家的衣服口袋。

图片 5-25
我们的故事登上电视

2022 年 10 月 3 日

秋辰时不时会用手捂着嘴，往自己的手上吹气。他一会抱着柱子玩，一会把头埋进挂着的床单上，把整张脸都蒙住，还会用手轻轻拍打胸部。最近几天，秋辰时不时会哈哈大笑，近几年我没有见过他这么开心地笑，现在应该是好了很多了。

2023 年 3 月 6 日（惊蛰）

2 天前，秋辰可以清晰地说出"玩""喝"，会喊"妈妈""嬢嬢"。秋辰跟我去田里看到竹棍，会扛着在路上玩。昨天，秋辰在姐姐的灵堂里玩了很久（尽孝的样子），晚上家里来了很多亲友，我让秋辰喊"姨奶"，他发出"奶"的声音，亲友们都替我们高兴，说这次实实在在听见秋辰在喊了。

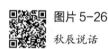
图片 5-26
秋辰说话

秋辰的表弟来给秋辰做伴，问他："我给你漂亮的玩具你要不要？"秋辰回应："我要的"。表弟和另外一个小朋友都惊奇地说："他都会说话了！"

2023 年 3 月 7 日

今天家里忙着收捡垃圾，秋辰会主动帮忙收捡。下午我买了秋辰喜欢吃的冰淇淋放在冰柜里，秋辰居然自己把冰柜打开，从里面把冰淇淋翻找出来吃了。

孤独症儿童救治刻不容缓

在中国，全球历史上最大规模的孤独症儿童救治公益活动正在进行！

中国儿童孤独症公益万里行活动的宗旨是在钱学森系统科学理论指导下，通过 Meta 经络重构技术救治低收入家庭的 3~6 岁孤独症儿童，推动综合集成医学在儿童孤独症领域的公益实践，推动全社会参与关爱孤独症儿童。

该项公益活动得到了中国宋庆龄基金会"麦芽儿童健康项目"、北京华远达公益基金会、中国妇幼健康研究会的大力支持，得到中央电视台、中国国际广播电台、新华网、人民网、环球网、新华社，以及《人民日报》《光明日报》《科技日报》和地方主流媒体全面深度的跟踪报道，取得了非常好的社会反响。

目前，儿童孤独症的发病机制尚未被破解，在全球范围内没有有效的治疗方法。根据 2019 年《人民日报》的报道，在中国孤独症患者中，14 岁以下的患者超过 200 万人。每个孤独症患儿背后，都关联着 3 个绝望而崩溃的家庭（患儿父母、患儿爷爷奶奶、患儿姥姥姥爷），特别是孤独症患儿在成年后的表现，更是让家庭和社会承担了极大的压力。

2019 年，我们偶然发现了于晓彤教授团队发表的综合集成医学科研成果，团队利用 Meta 经络重构技术治疗儿童孤独症，并能根据每一个孤独症儿童的不同症状，制订个性化诊调方案，从患儿有问题的经络入手，调经络、调脏腑、调气血，对生理与心理进行辩证统一的分析，进而有效改善患儿的核心症状。它通过改变患儿在生理上系统性失衡的状态，进而协同改善患儿的心理行为异常症状，使其睡眠、饮食和二便、言语等方面的生理问题与心理行为核心症状都能得到有效纠正，甚至是自愈。这是一个全新的治疗路径，不打针、不吃药，不介入人体，获得了良好的治疗效果。因此，我们没有理由不行动，这就是这项公益活动的缘起。

中国儿童孤独症公益万里行从 2020 年 12 月 24 日救治第一例患儿开始，到 2023 年 4 月，历时两年多，在吉林、宁波、北京、丽江、惠州等地开展了多年龄、多地域、多民族的公益救助活动，已经为 73 名 2~8 岁的患儿进行了 Meta 经络重构治疗。这些孩子后续在家长高度配合下进行自然休养之后，获得了非常显著的疗效。在 2023 年 4 月的武汉站，有部分 2~3 岁的患儿经过 2~3 次治疗就消除了核心症状。实践证明，Meta 经络重构技术打开了孤独症儿童封闭的世界。

在活动过程中，有 3 个孩子给我们留下了深刻的印象。

8 岁半的秋辰是最难救治的一个孤独症患儿，他患有严重的孤独症、智力障碍、发育迟缓，以及癫痫、皮肤病和脊柱侧凸。秋辰在丽江治疗期间，皮肤病和脊柱侧凸得到了显著改善，癫痫也由每天多次长时间发作，缓解到间隔多日短时间发作。半年后，秋辰的癫痫发作频率进一步降低，认知能力有了很大提高；一年后，他可以和妈妈进行感情交流，有确定性表达，能参加社会活动了。秋辰妈妈的日记给我们带来了震撼，从治疗第一天到现在，秋辰妈妈不间断地记录着孩子的点滴变化，让我们深深感受到母亲对孩子宽容无私的爱。本书收录了秋辰妈妈日记内容，是我们对孤独症患儿家长的致敬！

4 岁的小航航是当时接受救治年龄最小的孤独症患儿。小航航来北京治疗时没有语言，多动，不能表达需求，生活在自己的世界里。完成治疗回到南京后，小航航在半年期间出现了 3 次生理性高热，家长在 Meta 健康管理方案的指导下，未给孩子用药，自行退热。半年后，小航航的妈妈来信告诉我们，小航航说话了，有了自主表达能力，和家人互动时"语出惊人"。小航航在确诊孤独症后就接受了 Meta 经络重构治疗，之后严格按照健康管理方案在家自然休养，逐步过渡到幼儿园。小航航目前是自愈状态，完全看不到孤独症的痕迹。

8 岁半的饭团得到救助是比较幸运的。由于超龄的原因，饭团原本不在救助范围内，但他的妈妈坚持申请，治疗团队就把饭团纳入了救治范围。在此之前，饭团已经在儿童康复机构训练了 4 年，在沈阳、吉林换了多家机构，早期还做过经颅磁刺激治疗、针灸。我们见到他的时候，问他叫什么名字，他只会说："草莓""香蕉""嗨"，而且忍受不了噪音，和爸爸没有任何交流，不能去超市、乘坐公交车。第一次治疗结束后，饭团就和爸爸有了互动，治疗完成后，饭团的行为显著改善。妈妈看到了希望，听从专家团队建议，果断离开儿童康复机构，回家休养。2 个月后，饭团进入融合幼儿园过渡；半年后经过学校评估，申请到普通小学的名额；妈妈陪读 2 个月后，饭团就能独立在学校上学了，现已顺利就读二年级。在校期间，饭团表现非常优秀，多次获奖，和老师、同学相处得很好，结交了很多朋友，还成为了中国少年先锋队队员。

在得到救治的 73 名孤独症儿童中，我们发现，这些孩子均存在生理和心理协同发育迟缓甚至迟滞的问题。家庭干预和教育干预等康复环境都给孩子造成了过大的压力，突破了孩子心理承受的极限，发生了心理系统崩溃，导致生理层面系统性瘫痪，从而诱发儿童孤独症核心症状，使孩子表现出一系列异常行为。

实践是检验真理的唯一标准!

中国儿童孤独症公益万里行在两年半的公益实践中，检验了Meta 经络重构技术对儿童孤独症的有效性。2021 年年初，我们联合洽圩（北京）综合医学研究院专家团队一起推出了拥有自主知识产权的"Meta-Synthesis 健康评估量表"，2023 年 2 月，我们推出了《儿童孤独症经络重构健康管理手册》，我们努力向社会传达清晰、有力量的声音。我们和孤独症患儿家庭一起见证了 Meta 经络重构这项颠覆性技术带来的震撼。不唯西、不唯书、不唯权威，只唯实!

公益是一种不求回报的社会活动，我们深感孤独症儿童救治刻不容缓，这是一个深刻而重大的社会问题。我们点燃了火种，通过力所能及的行动，呼吁政府和社会对孤独症儿童给予更多的关注。

中国儿童孤独症公益万里行活动传播的理念是"爱·信·生"，因爱而信，为之新生!

一路走来，感恩被救治患儿家庭对我们的信任和支持，感恩中国著名系统学家于景元先生给予的指导，感恩萨日娜老师担任我们的公益大使，还出资请哈林老师创作并演唱了公益主题曲《找到你》，并请高叶老师到宁波站现场担任公益使者；感恩我们的捐助人——德国友人 Heine 女士、IDG 创始合伙人林栋梁先生、黄伟导演等的无私捐赠，孩子们因你们的大爱而改变了一生!

最后感恩洽圩（北京）综合医学研究院于晓彤教授团队的杰出贡献，这一伟大的"中国方案"照亮了所有孤独症患儿家庭，生生不息!

（中国儿童孤独症公益万里行执行委员会）

综合集成医学科技创新基地的建立

《人民日报》健康客户端：中体西用：孤独症可治亦可防

《光明日报》：健康医学创新，改善儿童孤独症症状取得新突破

《科技日报》：中国儿童孤独症公益万里行跟踪随访显示：80% 孤独症儿童核心症状消除

CCTV12 采访实录：真实记录，点亮家庭

数字课程学习……

🖥 图片　　　🎞 视频　　　🖥 案例分享

后记

一个重大的创新成果：
综合集成医学以人为本，求实创新

张维庆：原国家人口和计划生育委员会主任（2018-10-09）

一个偶然的机会，我认识了钱学森系统论的实践者于晓彤先生，听取了他对综合集成医学和综合集成压力波的介绍，引起了我的很大兴趣。虽然他已做了 5 000 例的调治研究，但我想亲身体会这一技术的情况。我经过多次体验，写成了《综合集成压力波三字经》：

大宇宙，秘无穷。天地人，合一统。精气神，和谐生。要健康，循《内经》。道合术，中西融。非对抗，建奇功。大集成，显神通。不打针，少吃药，不住院，不吊瓶。治未病，调慢病，抗衰老，解难症。力波入，寒邪出，力波行，经络通。气血顺，痛点崩。辨寒热，阴阳平。分表里，虚实清。勤调理，保健康。惠百姓，喜盈盈。大健康，国运兴。齐奋斗，中国梦。共命运，求大同。

这个"三字经"回答了六个层面的问题：①综合集成医学理论创新是什么？②综合集成压力波技术的创新是什么？③综合集成压力波技术的主要特点是什么？④综合集成压力波技术的调理方式与中医、现代西医有什么不同？⑤综合集成压力波技术的主要疗效。⑥综合集成医学的前景和重大意义。

一、几点看法

1. 综合集成医学探索了一条中医现代化的可行途径。中国的中医药是一个伟大的宝库。随着科学技术（信息技术、生物技术、新材料技术、人工智能技术）的迅猛发展，传统中医药必须适应，不断加快中医药的理论、技术、管理、方法的创新，不断进行中医疗效、标准的总结和完善，以不断满足全民健康的需要。综合集成压力波技术运用系统论、经络学说，进行综合集成，辨证施治，用整体的思维、系统的方法，以更新的压力波技术进行调理，取得了重大突破，创造了神奇疗效。以中医为道，西医压力波为术，以道引导术，运用道的规律引导技术的运行，使传统的中医药的水平和疗效得到提升，向中医现代化迈出了关键一步，积累了宝贵经验。

2. 综合集成医学的理论、方法、技术为以治病为中心向以健康为中心的转变找到了重要载体。在全国卫生与健康大会上，习近平总书记的讲话明确提出了新时代卫生健康工作的方针。以基层为重点，以改革创新为动力。预防为主，中西并重，让健康融入所有政策，人人共建共享。如何实现以治病为中心向以健康为中心的转变，综合集成压力波技术提供了成功范例。它的调理方式安全、无毒、有效、便捷，既治未病，也治已病，而且通过整体系统调理，提升人的自愈能力和免疫功能。不仅是对患病人群，更重要的是为健康和亚健康人群找到了一种便捷的调理方式，使健康人群更健康，亚健康人群健康起来，患病的人群获得一种减少痛苦的治疗方式。

3. 综合集成压力波技术为中医的非医药疗法开辟了广阔的发展空间。传统的非医药疗法如按摩、针灸、拔罐、刮痧等在调理机体方面有重要的作用，但综合集成压力波技术则是更为先进的技术，更为有效的调理方式，极大地更新了非医药疗法的技术，提升了非医药疗法的疗效。用这一创新技术培养和武装起来的现代中医队伍，将具有强大的生命力，为中医非医药疗法创造了更大的发展空间。

4. 综合集成压力波技术的发明、创造、普及和推广，将为老百姓提供更安全、有效、无毒、便捷的服务方式，将来，大家手中常备简易治疗仪器，人人保健康，方便又廉价，家家喜洋洋。

二、几点建议

1. 科学规划　要明确自己的战略目标和准确定位，绘制清晰的科学蓝图。团队要巩固基础，再用 5～10 年的时间，把发展的基础打牢。一是加强理论基础。中医的阴阳五行学说、经络学说、钱学森的系统论和压力波技术的融合是一个不断发展和集成的过程，探索永远在路上。二是技术创新。团队经过 10 年努力大胆的技术创新，已经取得了很大的突破。但技术创新同样是永无止境的，要不断创新、不断提升，就同手机由 2G 向 5G 的突破是一个道理。三是基础教材。现在团队已经对理论和成果进行了初步整理，但这只是开始，应该继续总结，使内容不断完善成为系列。要将共性的问题，规律性的问题量化、标准化。四是基础队伍。"老中青"结合的队伍是这一事业巩固发展的核心力量。希望年轻人要立大志、办大事、看长远，坚定干下去的决心。只有坚守、坚持、坚毅，才能取得最后的成果。

2. 适度发展　再用 5 年左右的时间，有计划、有步骤地在全国各省、市、区进行布局和布点，首先要生存，其次才是发展。量力而行，尽力而为，稳扎稳打。用诚信和创新开辟一个新天地。在适度发展的基础上，使这支队伍不断提升和壮大，让其成为可以燎原的星星之火。

3. 普及推广　一是再用 10 年左右的时间，大力推广、普及这一创新的理论和技术，不仅在国内，也包括国际，技术已到了开花结果的时期。二是技术创新。首先应该向小型化、精细化、大众化、便捷化、智能化的方向发展，让技术进入家庭、进入社会、进入偏远地区。其次，与互联网信息技术、生物技术、智能技术、新材料技术高度融合，与远程诊疗和基层服务网络紧密结合，通过网络化管理，汇集每个家庭，每个人。这种融合和结合要未雨绸缪，着眼于未来，及早部署。三是培养人才。要有一流人才，而一流人才，一靠挖掘，二靠培养。要把优秀人才和组织吸引到我们的团队中来，这是企业的核心竞争力。培养人才，一是要组建管理队伍，现代化管理是对人的管理，对人心的管理。结合自己的实际，创新管理的理念和方式。管理团队一定要向最高目标和最高标准看齐。用我的话讲就是把心性管理（人心）和线性管理（制度）有机结合，最大限度地激发员工的积极性和创造性。二是要组建技术队伍，要组建一支一流的新型健康调理队伍，培养一专多能的复合型人才。每一个精干的小团队都像一个火种，走到哪里都会升起熊熊烈火，真正做到"星星之火，可以燎原"。三是要组建研究队伍，包括基础研究队伍和应用研究队伍，要通过研究，不断提升理论水平、技术水平和服务水平。四是要组建营销队伍，团队要组建自己的营销队伍，但这种营销不能以追逐利润为目的，而应借鉴国际上社会营销的理念和方式，把政府的支持和市场的运作有机结合起来。

团队要为建设健康中国做出大的贡献，必须培养新的团队精神，一是奋斗精神，二是求实精神，三是仁爱精神，脚踏实地，精益求精，一步一个脚印地迈向既定目标。

参考文献

郑重声明

高等教育出版社依法对本书享有专有出版权。任何未经许可的复制、销售行为均违反《中华人民共和国著作权法》,其行为人将承担相应的民事责任和行政责任;构成犯罪的,将被依法追究刑事责任。为了维护市场秩序,保护读者的合法权益,避免读者误用盗版书造成不良后果,我社将配合行政执法部门和司法机关对违法犯罪的单位和个人进行严厉打击。社会各界人士如发现上述侵权行为,希望及时举报,我社将奖励举报有功人员。

反盗版举报电话 (010)58581999 58582371
反盗版举报邮箱 dd@hep.com.cn
通信地址 北京市西城区德外大街4号 高等教育出版社法律事务部
邮政编码 100120

读者意见反馈

为收集读者对教材的意见建议,进一步完善教材编写并做好服务工作,读者可将对本教材的意见建议通过如下渠道反馈至我社。

咨询电话 400-810-0598
反馈邮箱 gjdzfwb@pub.hep.cn
通信地址 北京市朝阳区惠新东街4号富盛大厦1座 高等教育出版社总编辑办公室
邮政编码 100029

防伪查询说明

用户购书后刮开封底防伪涂层,使用手机微信等软件扫描二维码,会跳转至防伪查询网页,获得所购图书详细信息。

防伪客服电话 (010)58582300